キャンサーロスト

「がん罹患後」をどう生きるか

花木裕介
Hanaki Yusuke

小学館新書

まえがき

はじめまして。一般社団法人「がんチャレンジャー」（2019年11月設立）の代表を務めている花木裕介と申します。「がん罹患経験者にかかわる方専門の産業カウンセラー」として、これまでに延べ1万人を超えるがん罹患経験者とそのご家族、勤め先などの関係者に向けて、コンテンツ作成（冊子、動画、リサーチ、ウェブ記事など）や研修・セミナーによる情報提供をしたり、個別の相談対応を行ったりしてきました。

私自身、2017年11月に中咽頭《ちゅういんとう》がんの宣告を受け、その後約9ヶ月間休職し、治療・療養を経験したがんサバイバーです。今は経過観察をしながら、ヘルスケア産業の会社でフルタイム勤務している会社員でもあります。

がん宣告を受けたのは、38歳のときでした。治療のことはもちろんですが、その先の仕事、家族、お金など、さまざまな不安が一気に押し寄せてきました。

勤務先での役職は係長。男の子が2人いて、上は当時7歳、下が4歳でした。妻も働いていたとはいえ、まだまだ住宅ローンもたくさん抱えていましたし、子どもたちの教育資金も必要です。私自身、もう少しキャリアアップをして会社からの評価を高めていく必要性を感じている時期でした。

幸い、治療・療養によって病巣そのものは一旦消滅して安堵したものの、復職後に思いもよらない「挫折」の連続が待っていました。

「えっ、治療が終われば元通りになるんじゃなかったの⁉」というまさかの心境でした。

例えば、以下のような感じです。

◆罹患前のようにバリバリと残業ができない（または、させてもらえない）。
◆同期や後輩の役職がどんどん上がっていくのに、自分は現状維持が精一杯。
◆今後の治療代や子どもたちの教育費を稼がなければならないのに、役職は上がらず、残業もできないので、給料はむしろ下がっていく。
◆半面、再発・転移の不安はずっとつきまとう。

詳細は本編に譲りますが、長く苦しい喪失体験を抱え、それは今も完全には克服できていません。がんの治療方法や治療時の過ごし方といった医療や健康のことに関しては、さまざまな情報が書籍やインターネットで紹介されています。しかし、治療後にこうした喪失体験が待っていようとは思ってもいませんでしたし、その乗り越え方についての情報もなかなか見つけ出すことができませんでした。

本書は、がん罹患経験者の喪失体験を「キャンサーロスト」と呼び、私自身の経験も振り返りながら、どのような形でキャンサーロストが降りかかってくるのか、またそれをどう乗り越えていけばいいのかについて書き記しました。また、各章の終わりには「がんチャレンジャー」のアドバイザーでもいらっしゃる真野俊樹先生（医学博士、中央大学ビジネススクール教授）に、客観的かつエビデンスに基づいた考察をいただきました。

がん罹患を経験してから社会復帰された方（あるいは目指している方）はもちろん、〝今後自分ががんになったらどうしよう〟と不安を抱えている方々にも、この事実に目を向けてもらえたらと思っています。なぜなら、この体験は「1／2の確率」で、いつかあなたにも起こり得ることなのですから――。

キャンサーロスト　目次

第1章

治療は終わっても「キャンサーロスト」は生涯続く

「キャンサーロスト」と「キャンサーギフト」

私の体験をお伝えする前に、そもそも「キャンサーロスト」とは何なのかについて、お話ししましょう。

かつては「不治の病」とも言われたがんですが、現在では全体の5年生存率が60％を超え、「長く付き合っていく病気」になりつつあります。それは望ましいことである一方、がんは罹患者の人生に大きな影響を与え、時にその後の長い人生において大切なものを奪い去り、消えることのない喪失感を残すことがあります。

国立がん研究センターがん対策情報センターの統計（２０１９年）によれば、がん罹患者の約３人に１人が就労世代（20〜64歳）となっています。つまり、まだ大きなライフイベントを経験していなかったり、仕事で目標を持っていたり、家族を懸命に養ったりしている世代の方々の罹患割合が増えているのです。そして少なくない方が、がん罹患によってそうした将来の希望を失ったり、挫折や喪失を体験したりしています。

こうした「がん罹患によって失った目標や、挫折・喪失体験」を指す言葉として、「キャンサーロスト」という言葉をつくりました。

「がん罹患体験によって得られたプラスの経験」を、「キャンサーギフト」と呼ぶことはご存じの方もいらっしゃるかもしれません。罹患したことで得られた、新たな気づきや行動などといった〝贈り物〟を指す言葉です。例えば、「普通に生活できることの有り難みに気づいた」「一日一日の大切さを感じられるようになった」「治療を通じて新たな出会いが生まれた」「これまで取り組めなかったことに取り組めるようになった」……このように罹患経験を「人生のプラス」に繋げている方は数多くいらっしゃいます。

「キャンサーロスト」は、「キャンサーギフト」の対義語です。わざわざ新しい言葉をつくるまでもなく、がん罹患には喪失がつきものだと思われるかもしれませんが、私たち罹患経験者の多くは、それらを簡単に受け入れられているわけではありません。ただでさえ健康が損なわれたうえに、人生のライフイベントや夢や目標なども失ってしまうことがあるのです。

がんについての悩みや不安となると、どうしても治療に関することばかりに目が行きがちですが、実は治療後の生活についても同じように悩みや不安が深いのです。しかも、その〝病巣〟は手術で切除したり薬で抑えられたりできるものではなく、生涯にわたって抱え続けていかなければならない厄介さが伴います。

第5章で紹介しますが、私の知人にもがん罹患によって「出産の夢を絶たれた方」や、「やりがいのある仕事を奪われた方」「念願だったマイホームを直前で断念せざるを得なかった方」など、キャンサーロストに直面してきた方が多数いらっしゃいます。

近年増加している思春期・若年成人世代（AYA世代＝15歳から39歳）のがん罹患であれば、恋愛、進学、結婚、就職などで、大きなハンデを負うことも多分に想像されます。

2022年に一般社団法人「がんチャレンジャー」がまとめた「『キャンサーロスト』に関するアンケート」では、「罹患によって、あなたにはこれまでに『キャンサーロスト』といえるような喪失体験がありましたか？」という質問に対して、79・1％の方が「あった」と回答しました。多くのがん罹患経験者にとって「キャンサーロスト」は切っても切れないものであることがうかがい知れます。

がん罹患によって、これまでに「キャンサーロスト」といえるような喪失体験がありましたか?

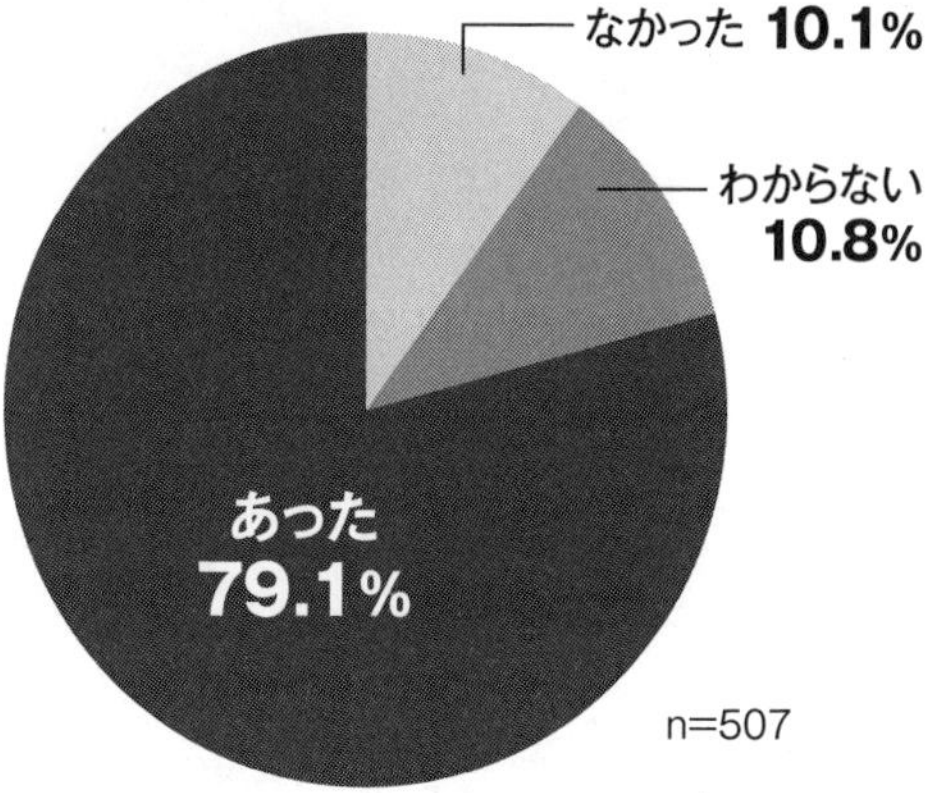

出典：「キャンサーロスト」に関するアンケート（「がんチャレンジャー」調査、2022年）

〝次の一歩〟を踏み出せない

病気によって喪失体験を抱えてしまったとき、そこから立ち直ったり、病気を受け入れたりすることが困難になると感じます。がんなどの大病は、ある一つの機会を奪うだけでなく、その先の可能性も同時に奪ってしまうことがあるからです。

がん罹患経験者の中島香織さん（詳しくは第5章128ページ）は、罹患によって職場の契約が打ち切りになってしまったことで、それまで積み上げてきたキャリアに対する自信も失ってしまいます。

その結果、次のステップに踏み出すまで、約2年も自宅に引きこもる期間が続いたそうです。

「日本社会には敗者復活戦がない」と言われることがあります。敷かれたレールは頑丈かもしれませんが、そこから少しでもはみ出してしまった場合、再びそのレールに戻ることが容易ではありません。がん罹患経験者はそれに輪をかけて、敗者（あえてそう書きます）復活戦の機会が少なくなるように思います。

がんは一度病巣が消滅したとしても、再発や転移のリスクがつきまといますし、治療の副作用や後遺症に悩まされ続ける方も多いです。健康に不安を抱えているので、どうしても新たなチャレンジに慎重にならざるを得ないところもあります。次のステップを意識しても、なかなかその一歩が踏み出せませんし、たとえ踏み出せても思うように事が進まないのです。

それはそうでしょう。例えば私が転職を考えたとして、その面接試験に私と同等のキャリア・能力のある人がいたら、〝私は受からないだろうな〟と考えてしまいます。不条理だとか差別だとかと言いたいのではなく、〝私が採用担当者だったら健康な人を選んでし

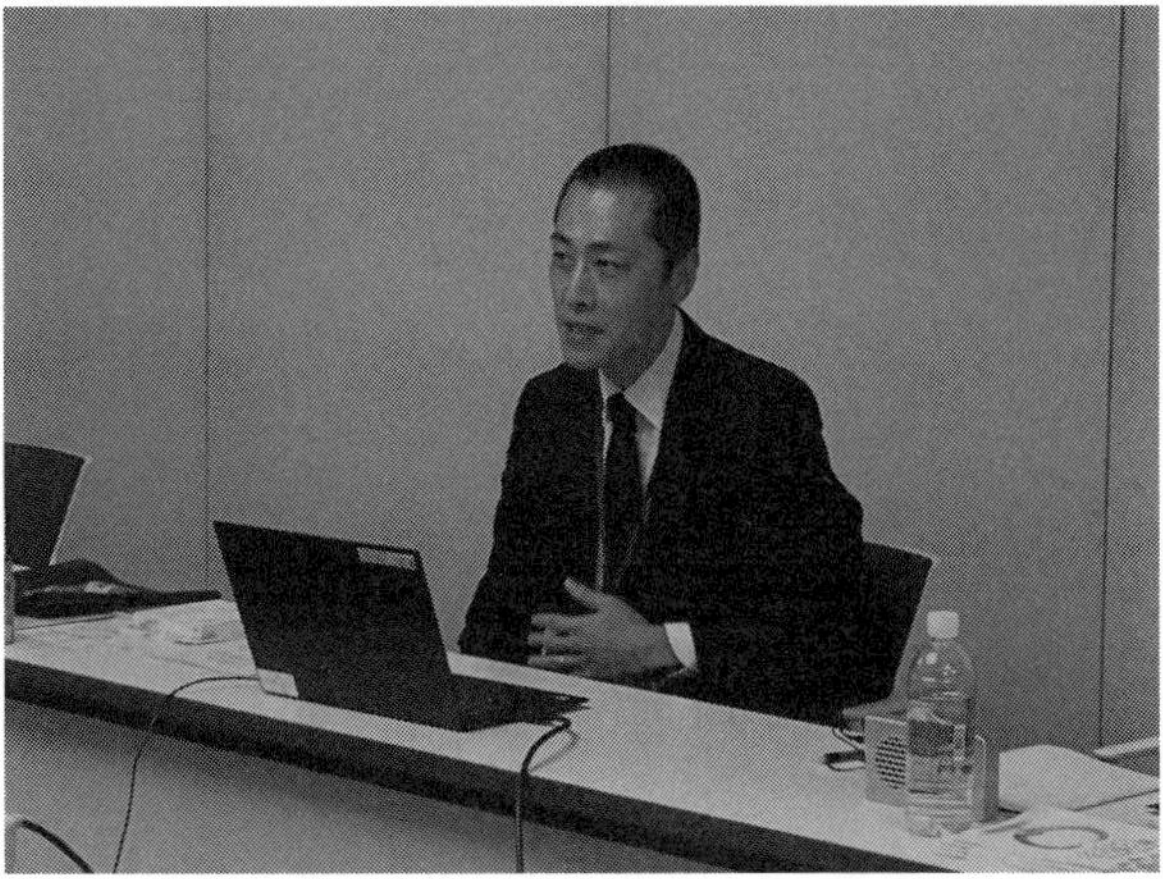

「がんチャレンジャー」の活動で講演する筆者

まうだろう〟と思うからです。

それでもやはり、希望は失いたくありません。「この仕事や役割なら、今の自分でも十分に貢献できるはずだ。いや、自分こそ適任なんだ」というポジティブな気持ちを。

政府はがん対策基本法をはじめ、がん罹患経験者が生きやすい世の中づくりの施策をいろいろと打ち出していますし、医療機関でも復職のためのカウンセリングなど、罹患経験者が暮らしやすい社会の実現に向けサポートしてくれています。また、多くの民間団体や患者団体が、それぞれの特性を活かしてがん罹患経験者をサポートしてくれています。それによって、私たちがん罹患経験者は生活面でさまざまな恩恵を受けています。

しかし「生活を成り立たせること」と、「自分らしい生き方を目指すこと」は別の問題なのです。残念ながら今の日本社会では、がん罹患経験者に「敗者復活戦」はあまり用意されていませんし、仮にその機会があったとしても勝ち進むのが容易ではないと感じます。

次の章からは、さまざまな「敗者復活戦」に挑み続けては挫折を繰り返してきた、私の体験をお伝えしていきましょう。

真野俊樹教授の解説コラム

「がん治療と仕事の両立」に関する行政の取り組み

現在、がんは日本人の2人のうち1人が罹患する病といわれ、約70年にわたって死亡原因のトップとなっています（別掲図）。がんの罹患者数は1985年以降、男女ともに増加し続けています。その主な原因が高齢化にあることは確かですが、その一方で花木さんのように働き盛りの世代で罹患する人も増えています。

がんに対しては、国も特別な対策を講じており、2007年4月から「がん対策基本法」が施行されました。がん対策基本法の主な内容には、「がんの予防と検診などの早期発見」「がん医療を全国津々浦々で受けられるようにすること（均霑化《きんてんか》の促進）」「がん研究の推進」「専門医や専門技能を持った医療従事者の育成」「がんを専門的に扱う医療機関の整備」などが盛り込まれています。

もっとも、こうした対策はいずれも「予防や治療」を目的としており、花木さんのような「治療後のサポート」を必要とする罹患経験者の助けにはなっていませんでした。ところが、急速な医学の発展で、がんは「治る病気」、あるいは「共存できる病気」に変わってきました。そうした状況を踏まえて、2018年に閣議決定された「第3期がん対策推進基本計画」では、その前年に働き方改革実現会議で決定された「働き方改革実行計画」と連動するかたちで「治療と仕事の両立を社会的にサポートする仕組みの構築」が盛り込

死因別の死亡率推移

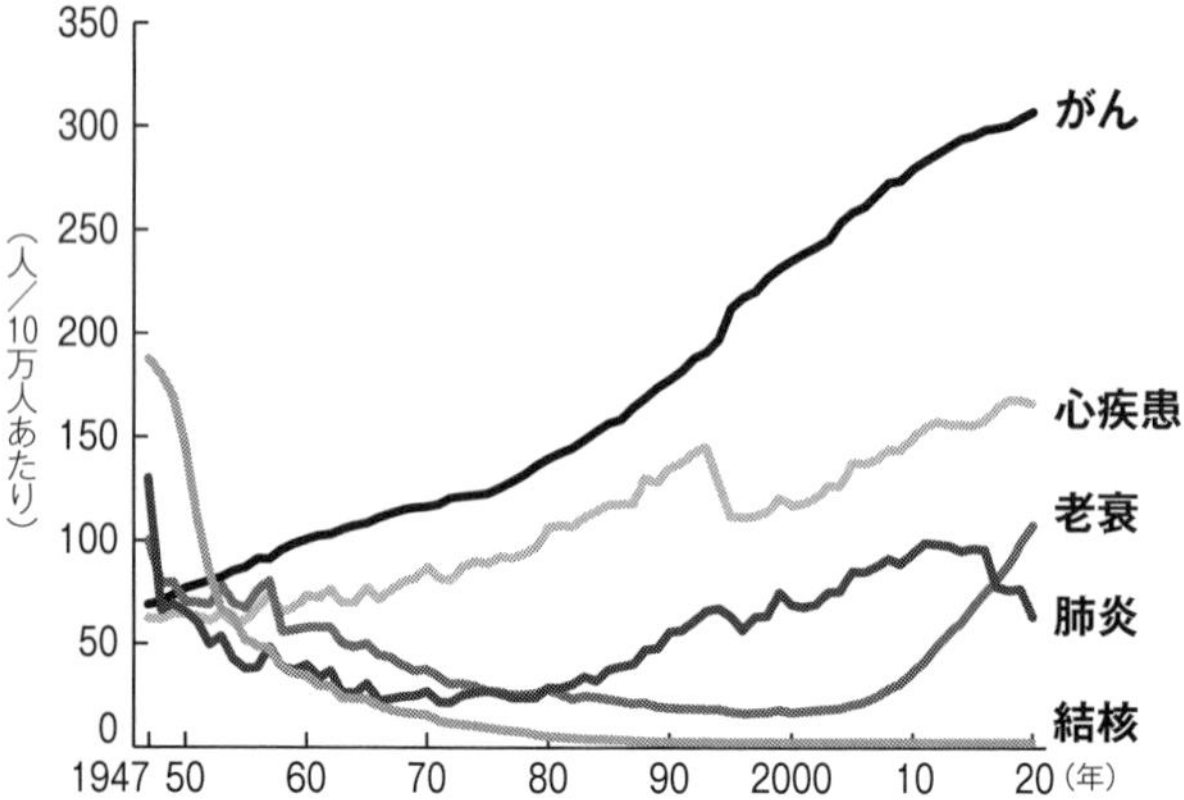

出典：厚生労働省「2020年 人口動態統計月報年計（概数）の概況」のデータをもとに作成（心疾患は高血圧性を除く）

まれるようになりました。

今やがん患者の約3人に1人は、20〜60代で罹患しており（※1）、「治療と労働の両立」は非常に重要なテーマです。しかしながら、がんの診断を受けて退職・廃業した人は就労者の19・8％、そのうち初回治療までに退職・廃業を選んだ人は56・8％となっており（※2）、「がん罹患＝仕事を続けられない」という現状は依然としてあります。がんの診断を受けたタイミングから、治療と仕事の両立について相談できる体制づくりが求められます。

さて、こういった施策で花木さんは救われるのでしょうか？

※1 「平成29年 全国がん登録罹患数・率報告」（2020年4月24日発行。編集：国立がん研究センターがん対策情報センター／発行：厚生労働省健康局がん・疾病対策課）
※2 厚生労働省委託事業「平成30年度患者体験調査報告書」（国立がん研究センターがん対策情報センター）

第2章

思いがけぬがん宣告と128日にわたる治療生活

健康に自信があった30代に訪れた〝転落〟

まずは私のがん宣告と治療について、時系列に沿って振り返ります。

２０１７年11月20日。この日から、私の人生は予期せぬ方向に動き出しました。

それまで、健康状態は全く問題ありませんでした。毎年の健康診断結果はほぼオールＡで、あってもせいぜいＢが１つぐらい。小学生から30代前半までサッカーをしていましたし、子どもたちが生まれてからも彼らと公園を走り回っていました。

若い頃にタバコを吸っていましたが、20代後半にやめました。お酒も嫌いではありませんでしたが、飲み会ではせいぜいジョッキ４～５杯くらい。普段は晩酌でビール１缶程度です。身長は約１８０cmで体重は70kgを超えることはほとんどありませんでしたから、ＢＭＩは常に標準を上回ることはありませんでした。比較的健康には気をつけていたつもりでしたし、自信もありました。

だからこそ、がん宣告時のショックは大きかったのです。こんなに健康的な自分がまさか……と。「自分よりも不健康な生活を送ってきた人はたくさんいるじゃないか」と思わず恨み言を口にしたくもなりました。

経済状況は決して裕福ではありませんでしたが、妻も働いてくれていましたし、支出もそれなりに切り詰めていたので、今後のキャリアアップで少しずつでも収入が右肩上がりになっていけば、と不安はありませんでした。それに、もし何かあったとしても自慢の体力でカバーできるだろう、と。

今は日本人の2人に1人ががんになり、そのうち3人に1人が現役世代といわれているものの、自分事とは思っていませんでした。「自分が乗った飛行機が落ちるかも」というリスクを考えたことはあっても、「今、がんになる」という心配は1ミリも考えたことはありませんでした。

でも気づかないうちに、中咽頭がんは頸部《けいぶ》リンパ節にまで転移していたのです。

ふと気づいた首の〝ピンポン玉〟

2017年10月の初旬。職場の会議に出席しているとき、何気なくついた頬杖がすべての始まりでした。

「なんだ、これは⁉」——首にかなり大きなしこりがあることに気がついたのです。触感としてはピンポン玉くらいの大きさ。でも、痛みは感じませんでした。

「こんなのあったっけ？　まあ、扁桃腺の腫れかな。最近、仕事も残業続きだったし、風邪の前兆かも……」

その程度にしか考えていなかったのですが、帰宅してから妻に相談しました。

「気になっているなら、耳鼻科に行ってみなよ」

病院に行くのはちょっと面倒だと思っていたので、妻に相談して背中を押してもらいたかったのかもしれません。

しかし、まさかここから長い長い闘病生活がスタートすることになるとは、想像すらしていませんでした。

翌週、勤務先を定時で退社して、近くの耳鼻咽喉科に向かいました。いつもインフルエンザの予防接種でお世話になっているところです。

穏やかなおじいちゃん先生に、症状を伝えました。先生は軽く触診をして、喉の様子を見たもののよく分からないらしく、「うーん、風邪かなんかでしょうかねぇ。とりあえず抗生物質で様子を見ましょう」となりました。のんびりした口調からは、がんを連想することなど到底できませんでした。

翌週、腫れは少しだけ小さくなった気がしたものの、完全に消えるにはほど遠く、通院は10月いっぱいまで続きました。私も仕事が忙しかったですし、痛みや出血といった症状がなかったため、できるだけ気にしないようにしていました。それでもいっこうに消える様子のない〝ピンポン玉〟の存在は、私の中で徐々に大きくなっていきました。

いよいよ10月も終わりに入る頃、「このままはっきりしない状況が続くのはよくない」と先生に強く依頼して紹介状を書いてもらい、11月中旬に大きな総合病院で精密検査を受けることにしたのです。

恐怖の精密検査

検査予約日当日の月曜日。出社前に紹介先の総合病院に立ち寄りました。白く巨大な建物を目にしたとき、まだ結果が出たわけでもないのに、なぜかリスクのステージが一気に上がったような気がしました。

診察室で対面した医師は、私より若い30代前半の印象で、丁寧な話しぶりに好感が持てました。ひと通りここまでの状況を説明した後、細胞診検査と触診がありました。しかし、触診を境に医師の顔色が変わり、場の空気に緊張感が生まれたのを感じたのです。細胞診検査だけでは情報が不十分な場合に備え、念のため組織を切り取る生体検査の下準備として、採尿やエックス線撮影などをしてこの日は終了でした。

検査結果は1週間後の月曜日に出ることになっていました。

週の半ばくらいまではまだ良かったものの、その月曜日が近づくにつれ、どうしても不安が募ってきます。首が腫れているなら、もしかして悪性リンパ腫かも……気になって片っ端からウェブで調べてみました。

特に悪性リンパ腫に該当する症状はなさそうでした。多少貧血気味なときはありましたが、体重は維持していましたし、倦怠感もほとんど感じません。寝汗もかかないし、発熱もない。

それでも、触診のときの医師のあの顔色が、私の脳裏からどうしても離れませんでした。

その週の土曜日から翌週月曜日まで、中学時代の友だちとかつて住んでいた海外への旅行を予定していた妻は、私のそんな様子を見て、「旅行、やっぱりやめとこうか?」と言ってくれたのですが、それは押し戻しました。帰ってきたら、大変なことが待っているかもしれない。だとしたら、結果が分からない今のうちに旅行くらいは楽しんできてほしい。あえて深刻に考えず、「大丈夫」と自分自身に言い聞かせたかったのかもしれません。それでも、心は正直でした。仕事帰りや就寝時といった私が一人になるタイミングを狙って不安がスッと忍び寄ってきて、あまり眠れない日もありました。

頭が〝真っ黒〟になった告知、そして妻への報告

前夜は何度も目が覚めました。秋もだいぶ深まっている時期なのに、パジャマには冷や汗が染み込んでいました。結局、ほとんど眠れませんでした。それでも、朝は否応なしにやってきます。

そして11月20日月曜日、予約時間の9時に余裕を持って間に合うように病院の待合室に到着。でも、わずかな待ち時間すらもどかしい。カバンに手を突っ込み、普段から愛読し

ているスポーツ雑誌を広げてみたものの、2～3ページめくって閉じました。不安で押しつぶされそうな状況で、頭には雑誌の文章が入り込む余地などもはやありませんでした。

9時を10分くらい過ぎた頃でしょうか。診察室から声がかかりました。

「123番の方、お入りくださーい」

手に持っていた診察ナンバーを見返すと、そこには間違いなく「123」と記されていました。心臓の波打つ音が耳元にまで聞こえてきます。この白い扉の向こうに待っているのはいったいどんな未来なんだろう。

「失礼します」

扉を開けて診察室に入ると、先日の若い医師が私を見つめていました。

「花木さん、ちょっと良くない結果が……」という切り出しに、ドキッとする私。

そして医師は間を置くことなく、はっきりとした口調でこう言いました。

「喉に5段階中4段階目のレベル感で、悪性と疑われる腫瘍が見つかりました」

「それって、つまり……」

精いっぱい言葉を返す私に対して、医師はこう告げたのです。

「ええ、はっきり言いますね。『がん』です。それもかなり高い可能性で。首のほうのしこりは、その腫瘍が転移してきているものと思われます」

こんなときに「頭の中が真っ白になる」と言われますが、私の場合は「真っ黒」でした。未来が急にあらゆる方向から閉ざされた感じとでもいうのでしょうか。うなだれて、なんとか絞り出した言葉は「マジっすか……」だけでした。

〝あー、俺の人生ここまでか。そもそもあとどれだけ生きられるんだろう。家族のこと、仕事のこと。なんだかとんでもないことになってしまったぞ〟

それから先は、先生の言葉が全く頭に入ってきませんでした。


病院を出たのは11時。手に持ったコートはすでに必要がないほど外は暖気を取り戻していましたが、私はその暖かみをまったくといっていいほど感じませんでした。映画の世界か何かに自分が飛び込んでしまったような、そんな非現実感が私を支配していたのです。

〝妻にはどう伝えようか。親はなんて言うだろう。今の仕事はどうなるんだ。この先、どうなってしまうんだろうか。夢なら早く覚めてくれ！〟――そんな気持ちでした。

この日は、妻が旅行から帰国してきます。出発前から、「結果が出たら、すぐに報告してね」と言われていました。それもあったので、検査結果は診察後すぐに文面にまとめてスマホに保存していました。

帰国便のフライトは日本時間で15時過ぎ。

追加の検査が長引いたとか、適当な理由をつけて、妻が日本に着くまでやり過ごしてしまおうか。せっかくの旅行なのに、ここで伝えてしまったら可哀想だしな。でも、約束しちゃってたし、どうしよう……。少しでも引き延ばしたい。妻の悲しむ顔は見たくない。でもいずれ分かってしまうことだし、事実は変えられない。

葛藤の末、決心しました。保存していた文面をコピーし、ＬＩＮＥのメッセージに貼り付けました。

〈遅くなったけど、結果が出ました。

頭を整理するのに少し時間がかかってしまったけど、報告します。

想定していた最悪のパターンに近い結果で、来週病院を変えて再度進行度合いや程度を見るための精密検査となりました。

詳しくは、今日かもし寝ちゃっていたらまた明日きちんと説明するよ〉

そして、えいっと送信ボタンを押したのです。

返信はすぐに来ました。文面を見る限り、ショックはかなり大きかったようでしたが、周りに友だちがいてくれたのがせめてもの救いでした。

この日は、社内でも、上司や一部の同僚らに事態を伝えました。

病院で感じていた不安を悟られないよう、平静を装う自分がいました。その最たるものとして、治療の体験談を綴《つづ》るブログを始める構想も、宣告の日にはすでに周囲に話し始めていました。周囲に心配をかけまいとする私なりの気持ちでしたが、それ以上に職場の皆さんが、私の話にじっと耳を傾け、「きっと大丈夫だから」と励ましてくれたことに救われました。

幸運なことに、勤務先は健康や医療関連の事業をやっていることもあり、「治療・療養と就労の両立支援」の制度が整っており、医療情報や各種ネットワークもふんだんにありました。これらを活用すべく、できるだけ関係者とは連携を深めていくことになりました。皆さん一様にびっくりしていましたが、最善のバックアップを約束してくれたのです。

翌日の午後。仕事を午後半休で切り上げ、家で待つ妻に病院で聞いたことをすべて話すことになりました。

帰宅後、二人で向き合うと、子どもたちのいないダイニングテーブルにこれまで感じたことのない緊張が走りました。きっと妻は、知りたい気持ちと知りたくない気持ちとで心が乱れているだろうと思い、自分としては努めて冷静に話したものの、やはり妻は動揺を隠せなかったようです。特に、「がん」という言葉を私が発する度に、溢《あふ》れるものを抑えきれなくなっていました。

それはそうでしょう。私にしても、前日はがんのことがひとときも頭を離れませんでしたから。とにかく勤務先や周囲の支援を受けながら、自分たちでも頑張って色々調べて、回復の可能性を高めるのに最適な選択ができるように準備を進めよう。一緒に頑張っていこう。不安でいっぱいの中、二人でそんな話をしました。

ステージⅣ、でも遠隔転移はなかった

12月に入り、街はクリスマスムードでいっぱいでした。そんな楽しげな雰囲気に包まれることなく、精密検査のために私と妻は総合病院から紹介された大学の附属病院に向かいました。

もろもろの検査が終わって、迎えた12月5日。いよいよ確定診断の日。遠隔転移はあるのか。まさかの余命宣告をされてしまうのか。最悪の事態は想定しつつも、そうならないよう祈るばかり。

前回の診察中、先生に眠れないことを伝え、睡眠導入剤を処方してもらいました。薬にはあまり頼りたくなかったので我慢していたのですが、前日は不安が頂点に達していたため、生まれて初めて服用しました。

妻とは最寄り駅の出口で待ち合わせ、予約していた15時半よりもずいぶんと早く病院に到着しました。時計を見ると14時16分。検査結果を聞くまであと1時間ちょっと。

すでに体にあるものが何なのか、その事実を知らされるだけ。気づくのが遅ければもっ

と危険なのだから悪いことは何もないはずなのに、「知りたくない」という相反する思いも拭えない。でも、くよくよしていても仕方がありません。事実から目をそらさず、前を向くしかないのですから。遠隔転移、どうかありませんように――。

1時間後、結果を告げられました。

診断結果は〝最悪の予想〟ではありませんでした。命拾いした、遠隔転移はなかった……。

診断はステージⅣa。がんの進行度合いとしては4段階中最も進行している4番目でしたが、その中では軽いほう。転移は頸部リンパ節2個でなんとか止まっていたとのこと。「遠隔転移」「ステージⅣ末期」「余命宣告」といった最悪の展開を想像していたので、まだ救いのある内容でした。診察室を出て、付き添ってくれた妻にそのことを伝えたら、こらえていた感情が涙とともに溢れ出てしまったようで、申し訳ないことをしました。妻は口にこそしていなかったのですが、私以上に不安な日々を送っていたのでしょう。

でも、これなら抗がん剤と放射線治療の組み合わせでおそらく治せるのではないかとのこと。もちろんお医者さんなので「絶対大丈夫」とは言ってくれませんでしたが、私と妻はようやく深い呼吸をすることができたのです。

「待ってるよ」「応援してます」に救われた

なんとか仕事に一区切りをつけ、12月9日から休職することになりました。

先にも書きましたが、私の職場はヘルスケア関連ということもあり、治療と就労の両立支援サポートも充実していましたし、大勢の方から「待ってるよ」「応援してます」「また一緒に仕事をしましょう」といった励ましの声をかけていただきました。

同じようにがんに罹患した会社員でも、〝上司にも同僚にも伝えられず自分で抱え込まざるを得ない〟という方も少なくありません。それと比べると、私はこの安心感のある環境にどれほど救われたことか。

就労期間中にがんになる人は全がん患者の3人に1人だというのに、その中で「がん宣告=退職」という判断をしてしまったり、あるいはそうせざるを得なかったりする人が、なんと2割近くもいるそうです。でも、職場に支援体制があり、本人も冷静に判断できれば、職を失うような事態は避けられるし、罹患前のキャリアにも復帰できる——自分がそういうモデルになれればとも思い始めていました。

最終日には、私が編集を担当していた全社員向けメルマガを通じて病名を公表し、休職に入りました。事前に伝えていなかった同僚には驚かれたかもしれませんが、数百人の社員一人一人に個別に連絡するだけの時間が私にはありませんでした。それでも、オープンにして堂々と治療に入りたい気持ちがあったのです。

それにしても、待っていてくれる人がいる職場があるというのは本当にありがたいことでした。それがモチベーションとなり、治療に取り組める。逆に、先行きが不透明だったらどうだったか。自暴自棄になってしまっていたかもしれません。

抗がん剤と放射線治療の副作用

ほどなくして、128日間に及ぶ治療がスタートしました。

最初に、3種類の抗がん剤を8週連続で投与されました。週に1回、通院した日に半日かけて投与され、残りの6日間は自宅療養でした。

抗がん剤の副作用の厄介なところは、自分で体調の予測ができないことでした。朝起きてみないと、その日の体調がどのくらい良いのか、もしくは悪いのかが分かりません。主な副作用は「倦怠感」「吐き気」「口内炎」「脱毛」「肌荒れ」といったものでした。

それでも数週続けていくうちに何となく、

「投与した翌日は比較的体調が良いかもしれないぞ」

「でも、翌々日は一気に副作用が襲ってくるな」

といったように、おおよその傾向がつかめるようにはなってきたものの、やはりその度合いまでは分かりません。抗がん剤は免疫力を一気に低下させる副作用もあるので、風邪などの感染症にかかりやすくなるリスクも出てきます。そんな状況ですから、外出予定など立てようもありませんでした。

通院は週1回ですから、その他の6日間は自宅療養という名の自由時間です。とはいえ実際には生活上のルーティーンをこなすだけで精いっぱいで、〝時間ができたから何かやってみよう〟なんて考えられません。本当に、自分の体が自分のものではないような感覚で日々を過ごしていました。

抗がん剤治療の次に待っていたのは放射線治療でした。

私のがんは「中咽頭」という舌の奥の場所にできていたので、首回りに1日10分程度の放射線を照射して、がんの消滅を目指していきました。平日は毎日照射を受け、計35回休みなく続けることになっていました。加えて、3週に一度は抗がん剤も投与されるため、都度1週間～10日程度の入院も余儀なくされていました。

最初こそ大きな副作用は出ませんでしたが、徐々に喉が痛くなって口から食事が摂れなくなったり、首回りが焼けただれてきたり、味覚がなくなったりという障害が出ると説明されていました。なので私は、最初の10回分くらいまでの間に、とにかくいろいろと食べたいものを味わうことにしました。子どもたちを連れて、一緒にラーメンやお寿司などを食べにも行きました。

放射線治療を始めてから約2週間後。10回目の照射あたりから徐々に味覚がなくなっていくのが分かりました。大型スーパーのフードコートで売られていた濃厚で有名なソフトクリームに、甘さをまったく感じなくなったのがきっかけでした。

「あれっ、なんかいつもと比べて味が妙にあっさりしてないか⁉」

そう思って妻に味見してもらうと、

「いや、普段通りめちゃくちゃ甘いよ」

という返事。覚悟はしていましたが、やはりショックでした。

その日を境に、少しずつ味覚が失われていき、最終的には何を食べても味が分からなくなってしまったのです。生まれてから40年近く、そんな経験は初めてだったので、言いようのない絶望感を覚えました。何を食べても味を楽しめないなんて、何と悲しい世界だろう。逆に言えば、食べたいものを美味しく食べられていた自分はいかに恵まれていたのか……そんなことを思わずにはいられませんでした。

味覚がなくなっていくのを追いかけるように、数日後から喉が痛くなってきました。舌の奥にある中咽頭を中心に放射線を当て続けていたので、喉周りに炎症が起こり始めたのです。最初は風邪をひいたときに感じる程度でしたが、日に日に痛みは増し、食事も喉を通らなくなりました。何かを飲み込むときの痛さは、裁縫針をまとめて飲み込んでいるような感覚です。なんとか口に入れられたのはゼリーと水分くらいだったと記憶しています。

いよいよ我慢できなくなったので、主治医の先生に相談して痛み止めの薬を処方してもらうことになりました。医療用麻薬で、最大レベルのがんの痛みを抑えるために使われる薬でした。

それでもやがて、経口での食事は困難になりました。そこで胃瘻《いろう》といって手術によってあらかじめ開けておいた胃の穴にチューブを通し、そこから半固形物を入れることになったのですが、栄養は摂れても食べた気はまるでしません。口から食事が摂れないと気力まで落ちてきてしまうということを、このとき初めて身をもって知りました。

何をするにも喉の痛みがずっとつきまとっていたため、とにかく1日が早く終わることばかり考えていました。あと何日、あと何日……と、治療終了予定日とされていた「2018年4月24日」を指折り数えて過ごしていたのです。

胃瘻のつらさから解放された、その先に……

そんな状況をなんとか耐え、2018年4月末に放射線治療が終わりました。

それからおよそ3ヶ月後の8月1日。放射線治療の最終検査の結果を聞きに、病院へ向かいました。妻の付き添いのもと、かなり時間に余裕を持って受け付けを済ませたのですが、こんなときに限って患者さんが殺到しており、まさかの1時間待ち。嫌な想像を膨らませないように、できるだけ〝無の境地〟で待ち続けました。

ついに呼び出し機が鳴り、いつもの診察室をノックしました。無言でパソコンの画面をずっと見つめている主治医の先生。緊張感が走る中、投げかけられた「最近、体調どうですか？」という質問。「はい、おかげさまでだいぶ良くなってきていると思います」と私。それを聞いた先生は柔らかい表情でこちらを向きました。

えっ、ということは……。

「検査結果、大丈夫そうですね。放射線治療を再開しなければならない場合のために残していた胃瘻

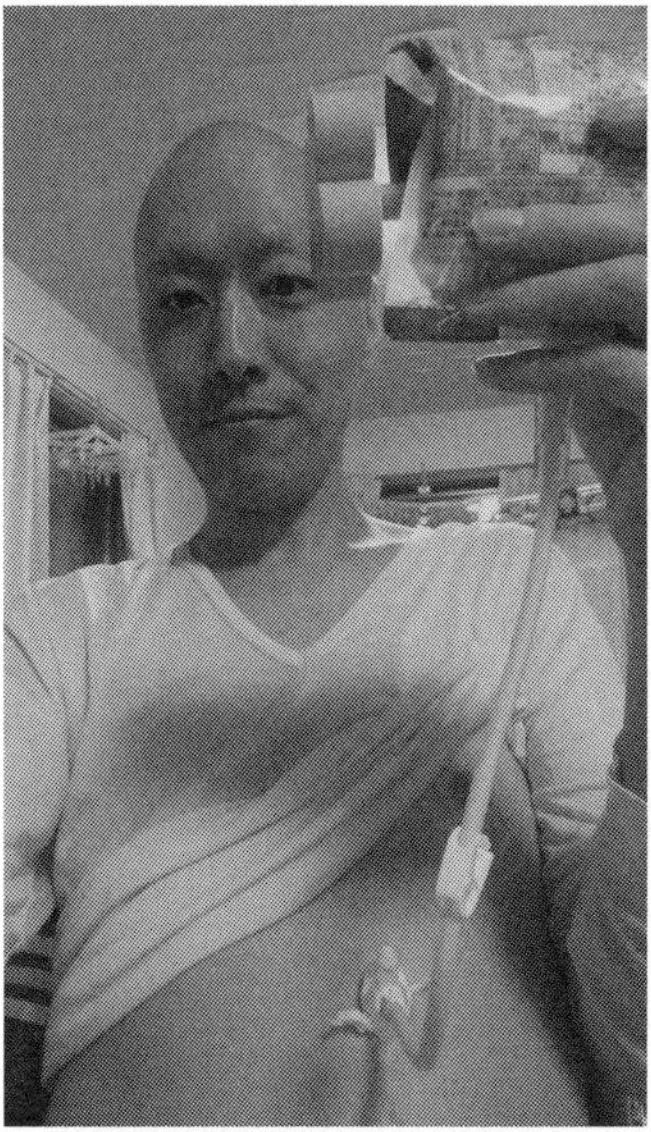

胃瘻生活は約1ヶ月に及んだ

は、今日外してしまいましょう」

　というわけで、お付き合いしてきた胃瘻もようやく外れ、ついに治療が完了となりました。

「長くてつらい治療期間がようやく終わった」という喜びと、「早く社会復帰して遅れを取り戻したい」というはやる気持ちとで、このときは高いモチベーションに満ち溢れていました。

　しかし、本当の意味での苦悩は「治療後」に待っていたのです――。

真野俊樹教授の解説コラム

治療完了後も患者を悩ませる「抗がん剤と放射線の副作用」

第2章では、花木さんの闘病生活が綴られています。発見時のステージやがんの種類、あるいは治療法によって異なりますが、総じてがん治療には長期の闘病生活が伴います。花木さんのような現役世代であれば、闘病期間の長さに応じて離職期間も長引くことになるでしょう。

特に花木さんの場合は8ヶ月にわたる入院と通院のみならず、抗がん剤治療（化学療法）や放射線治療による副作用のつらさがありました。そうした副作用が治療完了後も罹患経験者を苦しめるケースがあり、「キャンサーロスト」を大きくする要因にもなってきます。

抗がん剤治療と放射線治療の一般的な副作用についてまとめておきましょう。

抗がん剤の種類によって副作用は違うので一概にはいえませんが、起きやすい症状として「吐き気」「食欲低下」「だるさ」「口内炎」「下痢」「脱毛」「手足のしびれ」「皮膚への色素沈着」といったものがあります。

目に見える症状以外にも、肝臓や腎臓の機能が損なわれる、白血球の減少による感染リスクの増大、赤血球の減少による貧血などとい

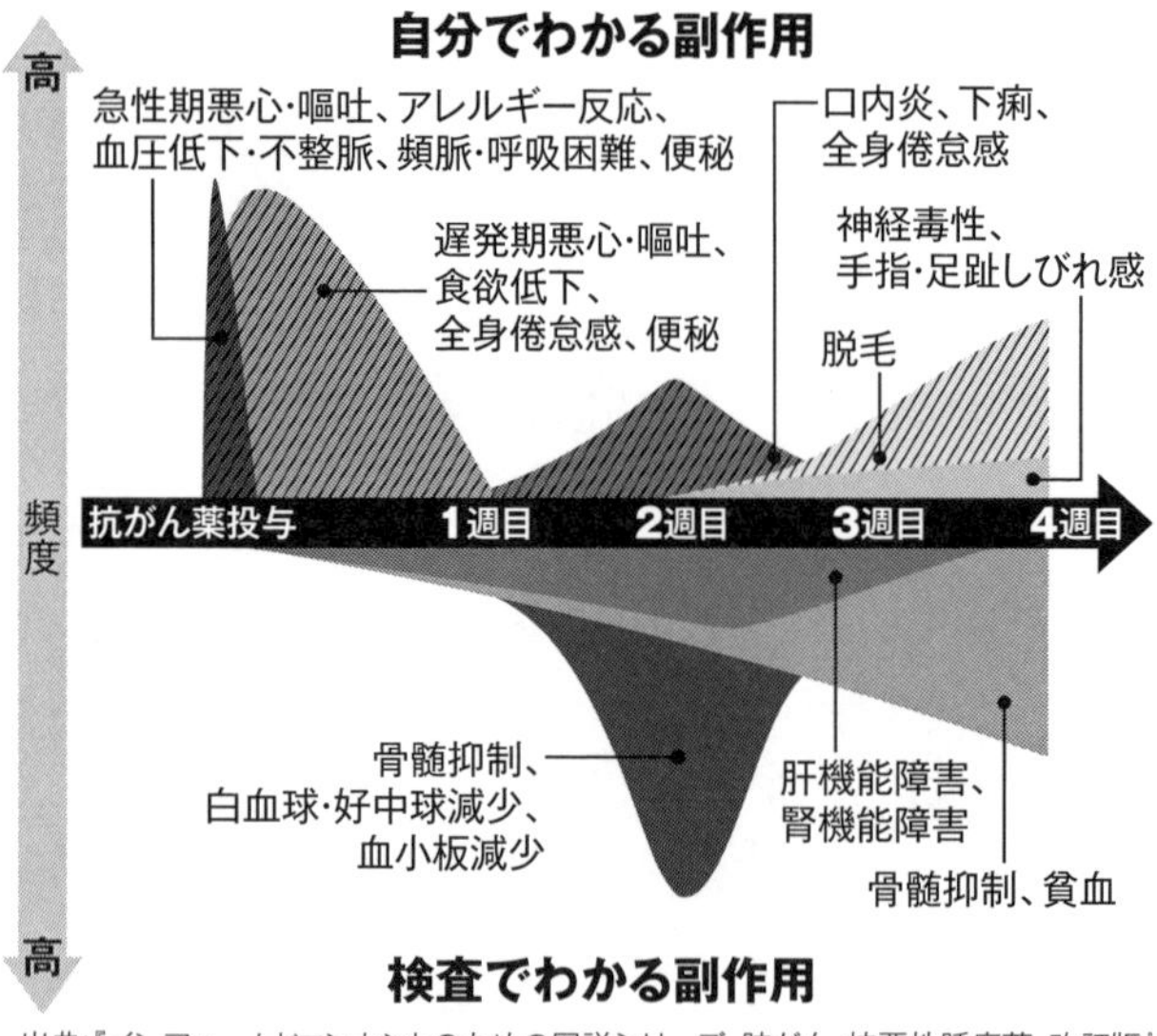

出典:『インフォームドコンセントのための図説シリーズ 肺がん 抗悪性腫瘍薬 改訂版』(医薬ジャーナル社、2011)より一部改変

った副作用が指摘されています。

放射線治療の副作用には、治療中および治療終了直後に起きる「急性期の副作用」と、治療が終了して半年以上経ってから起きる「晩期の副作用」があります。

急性期では、全身のだるさ、食欲低下、白血球や赤血球の減少といった、抗がん剤治療と同様の副作用が生じることがあります。それに加えて、照射を受けた部位が火傷のようになってしまうことがあります。花木さんの場合は患部が喉だったため、経口で食事を摂ることができなくなり、長期にわたって胃瘻での生活を余儀なくされました。

晩期の副作用としては、二次的にがんが発生したり、妊娠や出産への影響などが指摘されています。

私は産業医という立場で企業で従業員の健康管理に携わってきました。以前から生活習慣病やメンタル不全に関する相談は多いのですが、最近では担癌患者（がんを体内に持っている患者）の方も増えてきており、抗がん剤治療や放射線治療を経て職場復帰をした方もいました。その経験で言いますと、こうした副作用に長期にわたって苦しむ人もいれば、比較的早期に解消してしまう人もいます。それでも副作用の多くは日常生活を送るうえで大きなストレスになりますし、症状の重さによっては発症前と同じ仕事を続けられなくなってしまうケースもありました。こうした方々に寄り添っていくことが、産業医の役割としてクローズアップされていると感じます。

第3章

復職できたものの、仕事は任せてもらえない

「パワーアップして仕事復帰」の決意

２０１８年9月、ついに私は職場復帰を果たすことができました。

最終検査の結果をすぐに上司に伝え、１ヶ月ほどかけて復職の段取りを整えていきました。もともと「最終検査の結果が良ければ、9月から復帰したい」という意思は伝えており、職場でもその意思を尊重してくれていたので、比較的スムーズに事は進みました。

何より私自身、「一日でも早く職場に戻り、これまでのブランクを埋めたい」と、はやる気持ちを抑えるのに必死でした。

私は、今の勤務先に勤めるまでに何度か転職をしていて、現在は5社目になります。

現在の勤務先は、ヘルスケア産業に属する医療関連サービスの提供会社で、がんの宣告を受けるまでは研修のコンテンツ開発や運営管理などを担当していました。自分が制作したものが、人の役に立つことにやりがいを感じてきたので、仕事ではその喜びを大切にしてきたつもりです。

係長職として入社しましたが、そこからもっと会社に貢献して責任ある立場として後進の育成も……そんな会社員人生の青写真を描いていた矢先のがん宣告でした。

しかも今の勤務先には、がん宣告の1年半ほど前に転職したばかり。「仕事や人間関係にも慣れてきて、ようやくこれから……」というタイミングでしたので、悔しさも大きかったです。少なくとも何ヶ月かは穴を空けなければならない。戻ってこられたとしてもゼロからやり直しかも……と。

40歳前後というのは、キャリア形成で最も重要な局面であると自分では考えていました。まさにそのタイミングで一時的にせよ仕事から離脱するのは、これまで積み上げてきた実績や信頼を一気に崩してしまうようで、精神的に苦しかったのです。

「全力で頑張ってきたんだから、少しお休みしなさいってことだよ」と励ましてくれる同僚もいましたが、ありがたいと思う半面、内心は「こんな休み、いらないよ」と嘆いていました。

そして、こう誓ったのです。「治療を終え、体調を取り戻して社会復帰するときには、この経験を活かして今以上にパワーアップして戻ってくる！」と。

「座っているだけでいいんだから」に困惑

幸い治療はうまくいき、私は9ヶ月間の休職を経て職場に戻ることができました。それまで所属していた外部研修を運営する部署から、私に不測の事態が起きても周囲がリカバリーしやすい企画部門に異動となりましたが、あれだけつらい治療を乗り越えたのだから、これからの会社員人生は右肩上がりになっていくはずだと楽観視していました。

しかし、それは大きな間違いでした。

まず、周囲の私を見る目に対する変化がありました。ステージⅣのがんに罹患した社員ということもあってか、必要以上に気を遣われていることは復帰直後から感じていました。

例えば、全体朝礼でのことです。社内で一番大きな会議室に100人を超える社員が一堂に集まる、月初恒例の行事です。前方には椅子が並べられていますが、全員が座れる数は置けないので、後から入ってくる社員は立って話を聞くことになります。その日、私が入ったときにはすでに椅子が埋まっていたため、後ろのほうで同僚と一緒に立って社長の話を聞いていました。

すると、ある若手社員の方が私のほうに寄ってきて、そっと椅子を差し出してくれたのです。そして小さな声で「花木さんはつらいと思うので、これに座っていてください」と言うのです。気遣いをもらった嬉しさの半面、立っている他のメンバーの視線が気になります。松葉杖をついているとか、貧血を起こして気分が悪くなったとかならまだしも、普通に立っている30代が椅子を差し出されるというのはあまり見られない光景でしょう。

実際、1時間程度立ちっぱなしでも問題ないほどに体力は回復していたのです。それでも座らないとその方の優しさを無駄にしてしまうと思い、多くの社員に囲まれながら腰掛けました。「きっとみんなの目には、弱々しい社員に映っているんだろうな」と着席後も落ち着かない気持ちになったものです。「本当につらかったら自分から言うのに……」という思いでした。

デスクワーク中の出来事も鮮明に覚えています。他部署の女性社員が私の席の近くに来るなり、「大丈夫なの？　本当に無理しないでね。花木さんは何もやらなくて座っているだけでもいいんだから」と、お年寄りに接するように声をかけたのです。私が9ヶ月も休職して戻ってきたばかりということで、本当に心配してそう言ってくれたのでしょう。その気持ちもありがたかったのですが、勤務時間なのに〝あなたは何もやらなくていい〟と言われるほどつらいことはありません。そもそも、他のメンバーと同じように仕事で貢献するために戻ってきたのですから。

一度、病気で現場を離れたのは紛れもない事実です。でも、普通の人が経験したことがないような苦しい治療に耐え、精神的にはむしろ〝ひと回り成長して帰ってきた〟という自負もありました。それでも、やはりそういった配慮に対しては、「ありがとうございます」と言うしかありません。声をかけてくれた方々をはじめ、周囲も決して悪気がないことは分かっていましたし、気持ちは十分に理解していたつもりです。でも、こうした配慮があるがゆえに〝いつまで経っても病人扱い〟の状況に、だんだんと歯がゆさを感じるようになっていきました。

残業はさせられない＝重要な仕事は任せられない

勤務時間に関しても同様のことがありました。

上司からは当初、短時間勤務も含めた段階的な復職を打診されたものの、私の希望で最初からフルタイム勤務で復帰させてもらうことになりました。もちろんそれに耐えられる体力は十分に回復していましたし、主治医からもＯＫをもらっていました。

ただし、上司からは一つ条件がつきました。「復職後半年間は、よほどの事情がない限り、定時で帰る」というものでした。

私の勤務先では重要な業務にはどうしても残業がつきものです。それは事実上、〝重要な仕事は今のあなたには任せられない〟という通告でもあります。それに、一定の残業代があることを前提として生活設計していました。気持ちのうえでも、お金の面でも、復職してひと月が経ったあたりから、何とも言えないもどかしい気持ちが強くなっていきました。

周囲の同僚は、定時を過ぎてもまだオフィスに残っている私を見るや、「花木さん、もう時間過ぎてます。早く帰らなきゃダメですよ」と促します。業務の成果をあげるためにやりがいを持って仕事を続ける同僚を横目に、「では、お先に失礼します」と言いながら荷物をまとめて帰る日々が続きました。内心では「俺も参加したいし、参加できるんだけど……」と思いつつ。

何か予定があるわけではありませんから、だんだんと時間を持て余すようになっていきます。最初は早い帰宅を喜んでくれていた家族も、2ヶ月、3ヶ月と経つうちに「残業しなくても大丈夫なの？」という雰囲気になっていきました。現実的にも「残業しない＝残業代が出ない」ということですから、一時、私の収入は3割近く落ち込んでしまい、家計の面でも苦しい状況に追い込まれました。

勤務先には治療と仕事の両立支援制度が充実しており、そういう意味で私は負荷がさほどかからない状態で勤務を続けることができたわけで、比較的恵まれた環境だったことは間違いありません。世の中には、実質的に「がん＝退職」となってしまうような企業があることも知っています。しかし、罹患前からキャリアアップを目指していた身としては、ただただ無難に勤務しているだけの状態というのは、贅沢かもしれませんがふがいなさを感じることが多かったのです。

年齢的にも40歳を間近に控え、周囲のメンバーはバリバリやっている。そんな中で自分は良くても現状維持。それに加えて〝あまり期待されてないな〟という感じもあり、息苦しさを感じていました。

キャリアアップもスペシャリストの道も閉ざされて

繰り返しになりますが、私にとって会社員としての40代の目標は、「この職場でキャリアアップする」ことでした。もともと社員育成の分野には関心があり、ゆくゆくは自身の経験を後進の育成に役立てたいとも考えていました。もっと大きな仕事を成し遂げるために、自分のチームを持つことにも憧れがありました。自分と歳の近いメンバーが次々と管理職に登用されていくのを見ては、「次こそは自分も……」と思っていました。そんな矢先でのがん宣告は、そうしたキャリアプランをすべて白紙に戻してしまったのです。

休職期間中は一旦その目標は脇におき、「まずはきちんと職場に復帰をする」という現実的な目標に切り替えていましたが、復職から数ヶ月ほど経つと、精神的にも体力的にもだいぶ自信が戻ってきました。そして、自信の回復とともにキャリアアップに対する意欲も再び少しずつ湧いてきましたし、たとえ自分のチームを持つ立場にはなれなくても、自分の経験を活かしたスペシャリストとしてのキャリアを切り開けないかという考えも出てきました。

治療期間中から私は、自身の罹患経験や治療経験を発信していました。宣告を受けた後にほどなくしてブログを立ち上げ、闘病中の出来事や思いを毎日のように綴りました。そうした経験をもとに、治療を終えて復職するまでの間に「がん対策推進企業アクション」という厚生労働省の委託事業におけるがんサバイバー認定講師に応募し、約10倍の倍率をくぐり抜け採用され、講師活動を始めることができました。

さまざまな場で体験を話しているうちに、がん罹患経験者や医療業界の方々との人脈も少しずつ広がっていきました。職場がヘルスケア産業に属している企業ということもあり、私の経験は何らかの形で勤務先のビジネスにも役立てられるはずだと考えていたのです。

復職してから半年近く経ったある日、直属の上司に相談したうえで、当時の所属部門のトップに、「自身の経験を活かして今以上にキャリアアップをしたいので、後押ししていただけないか」と直談判しました。重要な仕事に参加できず、昇進の可能性も遠のき、さらには残業ができないことで収入ダウンという現実的な問題もありましたから、自分としてもかなり追い込まれていたのだと思います。

復職させてもらっていることへの感謝、復帰から半年間勤務しての実感、そしてキャリアアップへの希望、金銭的な不安など、30分ほどかけて自分の中にある思いを吐き出したつもりでしたが、結論は「前例がないので、オフィシャルには認められない」でした。「自分のやりたいこととしてやってもらうのは構わないが、本来業務としてやってほしいことは別にあるのだから、それを社内での評価に組み込むのは難しい」とも言われました。

引き下がらずに理由を訊ねると、「他の社員も一生懸命働いてキャリアアップしようとしているし、一生懸命やってもなかなか評価が上がらない場合もある。だから、君の事情だけを受け入れるわけにはいかない」との説明でした。要は「特別扱いは認められない」ということです。

今思えば、それはもっともな意見でした。まだ何も成果をあげていない休職明けの社員に、気持ちだけでキャリアアップの希望を受け入れたり、新規事業を任せたりする組織などないでしょう。

しかし、当時の私は精神的に焦っていたこともあり、そのような広い視野は持てませんでした。がん罹患経験者というだけで、残業もできず、責任ある仕事も任せてもらえない。つまり「特別視」はされているのに、「特別扱い」は受けられない。自分としては〝じゃあ、もうどうしようもないじゃないか……〟という投げやりな気持ちになっていたのです。〝がん罹患経験は勤務先においてはハンデとしてしか見られない〟――そう自分を納得させるしかありませんでした。

クリアしても次のステージに進めないゲーム

そうして復職後の会社員生活は無為に過ぎていきました。

腐らずにやっていればいつか報われるはずだと思い、自分なりに工夫して経験を社内外で積極的に発信したり、他部署の同僚と連携して新しい取り組みにチャレンジしたりもしました。もちろん、与えられた目の前の業務にも一生懸命取り組んでいたつもりです。

しかし、さすがに2年、3年と時を経るうちに、〝もう従来のキャリアプランは手放すしかないかな〟という諦めの気持ちになっていきました。自分よりも年下だったり、後から入社してきたりしたメンバーが次々と自分を追い越して責任あるポストに就いていく。復職後の3～4年間で少なくとも20人以上には抜いていかれたと思います。

もしも自分に足りていないスキルがはっきりしていれば、それを埋める努力もできたかもしれません。例えば、「もっと周囲とコミュニケーションを交わさないとチームは任せられない」であったり、「今以上に財務の知識が必要だ」であったり。しかし、私の場合、何が足りていないのかという具体的なフィードバックはなかなかもらえず、かけられる言葉は体調面のことばかり。当時の私はそんな気遣いよりも、たとえマイナスでもいいので現実的な評価が欲しかったのです。

そんな思いをずっと抱え続けて生きていくのは正直苦しいので、自宅の書棚に並んでいたマネジメントの本やリーダーシップの本、財務関係の本も、持っていても仕方がないと腹を決め、すべて捨てました。資源ごみの収集日にそれらの本を紐で縛り、ごみ置き場に投げ捨てたとき、虚しさとともに一つの区切りがついたような気がしました。

日々全力で業務に邁進している同僚たちを見て、時に羨ましさを感じることもありますが、今では彼らに対して「俺の分も頑張って！」という気持ちで接するようにしています。

とはいえキャリアアップを諦めたとしても、日々の仕事は続きます。これに関してもやはり忸怩《じくじ》たる思いを抱いてきました。

私は今の職場に転職する前から、制作や企画の仕事を長年手がけてきたこともあり、そうした強みを活かした業務で貢献してきた自負がありました。しかし復職後は、以前のように企画を提案しても通ることは少なくなり（企画力の問題もあるかもしれませんが）、データ入力や議事録作成、文章チェックといった業務に従事することが多くなりました。「誰でもできる仕事」というと失礼な言い方になりますが、要は「私の体調に何かあっても、誰かがすぐに引き継げる仕事」なのです。私への配慮であると同時に、会社としての危機管理でもあることを頭では理解していたものの、自分自身はなかなかそれを受け入れることができませんでした。

テレビゲームにたとえると、同じステージを何度もクリアして経験値を増やしても、次のステージには絶対に進めない――そんな感じですから、なかなか成長実感を得ることはできません。自分なりに「もっとできます」と声をあげてきましたが、再発・転移のリスクがなくならない以上、私にはこの状況を受け入れるしか方法はありませんでした。

出口の見えない「サバイバートラック」

「マミートラック」という言葉があるのをご存じでしょうか。

女性が産休や育休を経て復職した際に、自分の意思とは関係なく職務内容や勤務時間が変更されたり、キャリアアップのルートを閉ざされてしまったりすることを指す言葉です。マミー（mommy）は母、トラック（track）は陸上競技の周回コースを意味し、「一度そこに入ってしまうと、同じコースをグルグル周回し、抜け出せなくなる働き方」というニュアンスで使われます。

復職後の女性はどうしても幼子への対応のために急に休んだり、早退したりする状況が考えられます。そうしたことを〝リスク〟と考える会社が、突然の休暇や早退があってもすぐに誰かが引き継げるように、軽作業や単調作業を割り当てることがあるようです。

もちろん仕事と育児の両立のために、本人もそうした働き方を希望しているのであれば問題ないのですが、ほとんど本人に選択肢を与えられることなく、そうした働き方を半ば強制的に受け入れざるを得ないケースは少なくないようです。

重要な業務から外れるため、必然的に昇進や昇格のチャンスはつかみにくくなり、給与面でも好待遇は得られなくなってきます。結果、意欲ある社員のモチベーションも維持しにくくなってしまいます。

私のがん罹患後の経験もそれに近いと思います。職場に復帰した後、自分の意思とは無関係に職務内容や勤務時間が変わり、まさに「クリアしても次のステージに進めない」状況で、同じコース（業務）を周回するしかありませんでした。

そうした状況を私は「サバイバートラック」と名付けました。最近になって育休制度の推進や少子化対策、あるいは女性活躍政策などもあって、「マミートラック」の問題は、少しずつではあるものの改善の方向に向かっているようにも見えます。ただ、「サバイバートラック」については病状の個人差もありますから、会社としてもなかなか解消する方策が見出せないのかもしれません。私自身、その難しさを身をもって体感しています。

「転職しようかな」に家族・友人からの大反対

今も同じ会社で働いている身でこんなことを書くのははばかられますが、正直〝この職場にこだわらなくてもいいんじゃないか〟と考えたこともあります。がん罹患経験者が働き続けるには恵まれた環境とはいえ、さらなる成長の可能性を追うためにリスクを取る方法も一時は真剣に考えました。

実際に多くの知人・友人にも転職の相談をしました。しかし、ほぼ全員から「今の会社で頑張ったほうがいい」と言われました。「ステージⅣのがん罹患経験者で再発・転移のリスクがあるにもかかわらず、雇用を維持してくれているのに何が不満なんだ」と。

家族にも相談しましたが、新しい環境で万一何か予期せぬことが起きた場合、今以上に状況や待遇が悪くなるリスクを考えると、「正直、チャレンジしないでほしい」とはっきりと言われました。

実際のところ40代になってもマネジメント経験がなく、業界内外でスペシャリストとしての評価を得ているわけでもない。自虐的に言うなら、私のオリジナリティは「がん罹患経験者」ということだけでした。そんな人材ですから、健康で伸びしろがあった30代の頃と比べると、転職市場での価値はかなり下落していたでしょう。同等の能力、年齢の人がいれば健康な人を採用するでしょうし、仮に自分のほうが少し優れていたとしても選ばれないだろうという現実も受け容れざるを得ませんでした。

〝中では成長できない。外にも行けない。自分はいったいどうしたら……〟

葛藤を抱えながら、〝すぐに誰かが引き継げる仕事〟を淡々と繰り返す日々が続きました。

そんな中での私の唯一といっていい生き甲斐は、かつて所属部門のトップに直訴したものの評価対象の業務としては認められなかった「がんサバイバーとしての講演活動」でした。キャリアアップこそ半ば諦めていましたが、自分の治療経験や罹患経験を人前で話す仕事は、少しずつ形になり、勤務先においても月に数回、出張で講演活動を行うようになっていました。社員としての評価にはつながらないと分かっていても、自分なりに仕事をつくって会社にも社会にも貢献できているという実感は、私の心の支えだったのです。

新型コロナで「リストラに一番近い社員」を自覚した

そうした状況さえも一変させてしまったのが、2020年に入ってからの新型コロナウイルスの蔓延《まんえん》でした。外出はままならなくなり、もちろん講演予定は軒並みキャンセルです。さらに社内業務では、最初の緊急事態宣言が発出されると「自宅待機」を余儀なくされました。表向きは「在宅勤務するためのノートパソコンが足りない」という理由でしたが、コロナ禍に講演活動を奪われたショックも相まって、「自分のような存在は会社に不測の事態が起きれば、真っ先にリストラされるんだろうな」とまで考えるようになりました。

幸いにも2ヶ月後に職場には復帰できたものの、講演活動の仕事はほとんどできなくなりました。さらには組織改編により、1年のうち外出がわずか4回ほどというくらい、極度のデスクワーク過多の部署に異動となりました。

そして翌21年には小さいながらもがんが再発。以前に比べれば治療は苦しいものではありませんでしたが、この時点で勤務先でのキャリアを開拓していくことは完全に諦めました。私の頭の中に、ビジネスマン人生の「GAME　OVER」の文字がはっきりと見えました。

希望を胸に社会復帰した私でしたが、現実社会はがん罹患経験者がそう簡単に戻ってこられるものではありませんでした。私の待遇や状況は、傍《はた》から見ればかなり恵まれているほうだと思います。それでも私のように思い悩んでいる人間もいるわけですから、このような環境すら手に入らない罹患経験者の方は、さらにつらい思いを抱えていることでしょう。

いつかこうした出来事が笑い話になるようなときが訪れるといいのですが、それにはもう少し長い年月が必要かもしれません。

真野俊樹教授の解説コラム

「仕事と治療の両立」は企業側にとっても重大テーマ

産業医として多くの方の健康管理をしていると、「今やここまで治療法が進歩しているのか」と驚くことが多々あります。がんに限らず、10年ほど前なら治療自体が困難だったり、長期の入院や自宅療養を余儀なくされたりするような病気でも、職場に復帰できた方が実に多いのです。単に病気の原因を取り除くだけでなく、QOL（生活の質）も担保するような治療が普及していることは大変喜ばしいことです。

ただしそれは、「病気を抱えながら仕事をする人」が増えたということでもあります。そのため「仕事と治療の両立」は罹患者だけでなく、企業側にも新たな課題になってきています。

仕事を持ちながらがんで通院している人

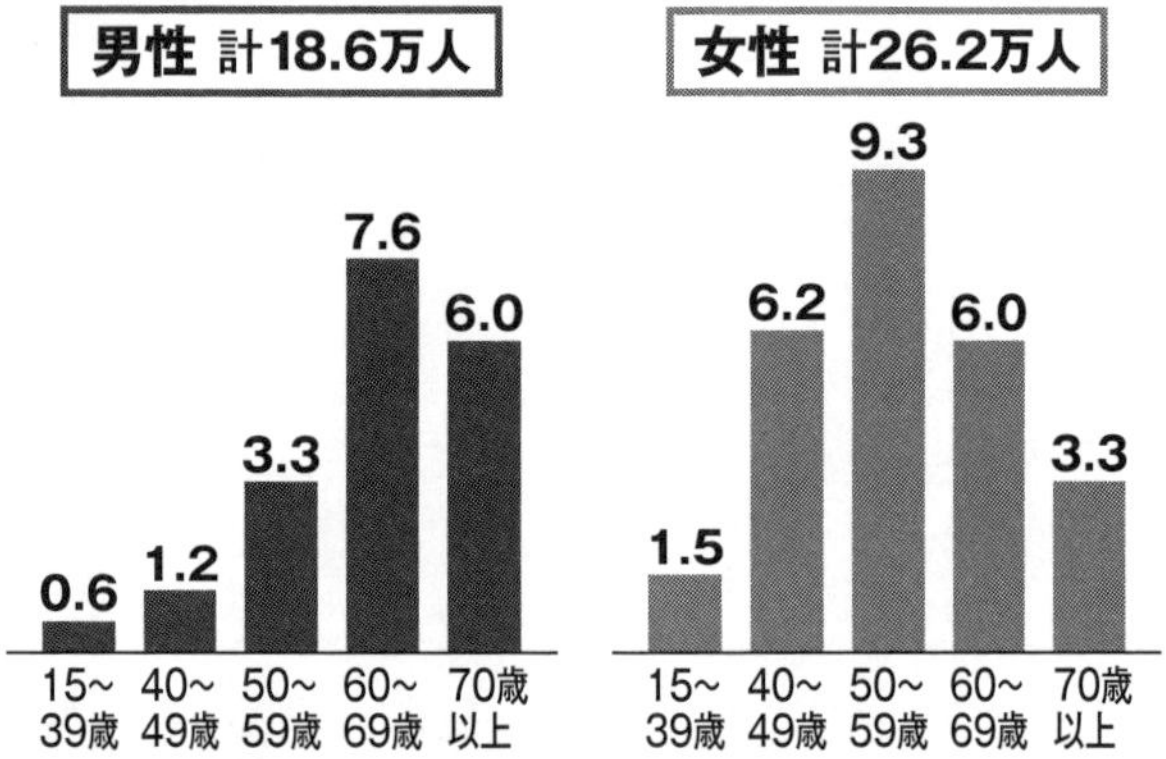

注1）入院者は含まない。2）「仕事あり」とは、調査の前月に収入を伴う仕事を少しでもしたことをいい、被雇用者のほか、自営業主、家族従事者等を含む。
出典：厚生労働省「2019年国民生活基礎調査」をもとに同省健康局にて特別集計したもの

「治療と職業生活の両立等支援対策事業」（平成25年度厚生労働省委託事業）における企業を対象に実施したアンケート調査によれば、「がん罹患を理由として1ヶ月以上連続して休業している従業員」がいる企業の割合は21％となっています。また厚生労働省「2019年国民生活基礎調査」に基づく推計によれば、「がん治療のために、仕事を持ちながら通院している人」は44・8万人にのぼります。

一方で、両立が難しくなっている状況もみられます。

「事業場における治療と仕事の両立支援のためのガイドライン」（令和5年3月版）

によれば、身体疾患が原因で連続1ヶ月以上の療養を必要とするケースで、正社員の「ほとんどが病気休職を申請せず退職する」、あるいは「一部に病気休職を申請せず退職する正社員がいる」とした企業は全体の15％にのぼります（メンタルヘルスの不調による療養の場合は18％）。また、「過去3年間で病気休職制度を新規に利用した労働者のうち、38％が復職せずに退職していた」という結果も出ています。

前章の解説コラムでも触れましたが、産業医としてはもちろんのこと、企業の役割としてこうした方々をサポートしていく必要があると感じます。

第4章

給料激減、妻子の心配……花木家のライフプランの暗雲

残業代が消えて家計はどうなる

がん罹患による〝ロスト〟は、職場内にとどまりませんでした。

前章でも書いたように、復職後は勤務先から「半年間は残業しないように」と求められました。繰り返しますが、その配慮は大変ありがたかったですし、不満を言うのはワガママだとも感じています。ただし、現実として毎月の給料は最大で3割近くも減りました。罹患前までの収入は残業代の割合が高かったのですが、それがごっそり消えたわけですから、いくら共働きといっても家計の不安は募ります。

再発・転移に備えた経過観察が定期的にあるので、その費用負担も月平均で1万〜2万円かかります。ステージⅣの罹患経験者ですから、新たにがん保険にも入れませんし、復職後の金銭面に関してはかなり苦しい状況が続きました。

これから中学、高校、大学と上がっていくであろう2人の子どもたちの教育費を考えると、あまり貯金は取り崩せない。食べるのにも困るようなレベルではありませんが、そういった危機感もありました。

勤務先に掛け合って、時間制限つきの残業と兼業（がんサバイバーとしての講演活動など）のOKを取り付けましたが、それだけでは以前のような収入には戻りません。

〝入り〟が減る以上、〝出〟を削るしかありません。まずは外食や旅行といったレジャーの頻度や予算を切り詰めました。ほぼ毎週出掛けていた外食を月1回もしくはナシにして、1泊2日で楽しんでいた年1回の家族旅行は日帰りにしました。そんな切り詰め方で、月に約2万円の節約をしていました。

「ビジネスマンとしてキャリアアップを目指すなら読むのは当たり前」という気持ちで購読していた日経新聞も解約しました。目標が遠のいて読む気が薄れていたこともありましたが、やはり月に数千円の出費を削らなければならないほどに切羽詰まっていたからです。

見た目などを意識する余裕もなくなります。罹患前は毎月美容室に通っていましたが、散髪代を浮かすために治療中に購入したバリカンで自ら刈り上げるようになりました。洋服も見た目で不快感を与えるほどの傷み具合でなければ買い替えは控えています。こうして約半年間かけて、貯金の取り崩しを回避する状況をつくることができました。

ただ私のせいで、レジャーなどの楽しみを奪っていくような形になってしまい、家族に対しては申し訳ない気持ちが常にありましたし、貯金の取り崩しこそ抑えられたものの、今後の再発や転移の不安や、実際に起こった場合の治療費への心配は変わらずつきまといました。

〝貧しさ〟という感覚は、家計簿の上だけでなく、私の心の中でも膨らんでいきます。条件つきの残業を認めてもらったとはいえ、半ば生活費を稼ぐための残業のようなところもありますから、職場や同僚に心苦しさを感じずにはいられません。せっかく一度は命が助かったのだから〝家族を守るためにもっと頑張ろう〟と思いながらも、結果的には家族に我慢を強いてしまっている。がん治療がうまくいったにもかかわらず、それによって得た大切な時間をお金に換算している、切り売りしているというような葛藤もありました。

副業の機会も順調には増えませんでした。「がん検診の重要性」や「命のありがたみ」「治療の苦しさ」といった自身の経験を社外に発信することが主な内容でしたが、そういった講演の機会は月に1回あればいいほうです。

こうした状況ですから、ライフプランも大きく崩れてしまいました。

かつて、少しずつでも収入が右肩上がりで成長していくことを前提としたライフプランをファイナンシャルプランナーに立ててもらったのですが、復職後は現状維持がやっとの状態でしたので、レジャーや外食を見直すだけでなく、子どもたちの教育費といった必要な出費でさえも少し躊躇《ちゅうちょ》してしまいます。

40歳前後にして、もうこれ以上給料は上がっていかないどころか、〝なんとか下がらないように頑張っていく〟というライフプランを組まざるを得ないのは、精神的につらいものがありました。〝せめて人並みに〟と思っていましたが、一時、自分の年収が30代前半の頃をも下回っていたと分かったときには、かなり暗い気持ちになるとともに、自信まで揺らいでいったのです。

再発・転移への不安で目標が立てられない

経過観察に伴い、中長期的な目標を設定できなくなったということもあります。それまでの私は半年後や1年後、もしくは3年後といったスパンで中長期的な目標を立て、そこに向かって頑張るといった繰り返しでずっと生きてきました。

フルマラソンで完走すること、富士山に登ること、会社でキャリアアップすること……

など、中長期的な目標を決め、それらに向けて努力をすることで日々の生活を充実させてきたつもりです。

ところが、経過観察が待っているとなると、それ以降のことはなかなかリアリティーを持って考えられなくなります。例えば3ヶ月後に経過観察が控えている場合は、どうしても3ヶ月先までの目標しか立てられません。どのような診断結果が出るかによって、その先のルートが様変わりしてしまいますし、最悪の場合〝3ヶ月前に逆戻り〟ということもあり得るからです。そういった思いを抱えながら生活をしていると、どうしても大きな目標を持つことは難しくなります。再発・転移が起こったときに目標を奪われると思うと、それに向けて努力するモチベーションも生まれにくくなります。

また体を壊して目標を目指せなくなってしまうんじゃないか、目指したとしても病気が理由で達成できなくなってしまうんじゃないか……。先回りしてそう考えてしまう日々が2〜3年は続いたと思います。

プライベートの人間関係にも「ロスト」が

人間関係にも影響がありました。私の場合、〝絶縁〟してしまった方が決して少なくありません。

罹患する数年前まで社会人のサッカーチームに所属していたのですが、そこでお世話になった先輩との関係も、がんの罹患をきっかけに終わってしまいました。

私の罹患を知ったその先輩は、私に幾度となくアドバイスをしてくれていました。「家に行っていろいろ教えてやる」「この本を読め」「この方法を試せ」と、毎日のように連絡をくれました。その気持ち自体はありがたいのですが、何から何までそんなアドバイスを受け続ければ、自分自身が本当に望む治療ができなくなってしまいます。

生死を分けるかもしれない治療方針の選択なのだから、家族と最善の方法を模索したうえで、悔いなく選びたい。そう考えた末に、その方に「気持ちだけ受け取らせてほしい」と伝えたのですが、それでも連絡は止むことはなく、執拗《しつよう》に続きました。最終的に私は意を決して、「もう連絡をしてこないでください」と伝えました。

その方とは罹患から5年以上経った今でも連絡を取っていません。

病気になったことを報告した途端に、メッセージが返ってこなくなった知人もいます。私になんと声をかけていいか分からなかったのかもしれませんし、罹患者との付き合い方に関してはいろいろな考え方があるので仕方がないとは思いますが、自分にとって喪失感の大きな出来事ではありました。

治療を終えてからもそういう場面はあります。復職後は自分のキャリアが頭打ちになり、自信を失ってしまったことは何度か書きましたが、その影響もあって学生時代の友人たちを自分から誘って語らう機会が減ったかもしれません。同期もみな40代になり、それぞれの職場で出世し、あるいは独立して活躍する人も増えています。

それにひきかえ自分は、勤務先でも家庭でもうだつのあがらない状態。「病気になったんだから仕方がない」という思いだけでは割り切れない気持ちが、自ら友人を遠ざけていたのかもしれません。実際、友人と会ったときに「俺、課長になってさー」なんて聞かされるのはつらかったですね。もちろん「おめでとう」「頑張ってるね」と努めて笑顔で返すものの、内心では自分の人生に邁進できる友人たちを羨ましく感じていました。そして、そういう気持ちになりたくないので、自然とそうした話になりそうな場面から距離を置くようになってしまいました。

周囲の気遣いが、かえってつらい

職場でなくても、気を遣われることに息苦しさを感じたりもします。以前は休日に外出すると、私が「このまま夕飯は外で食べようか」と提案し、それを待っていたかのように妻や子どもたちが「そうしよう！」という流れが定番でした。ところが、罹患後は妻が先回りするかのように「家で作るから帰ろうよ」と言うようになったのです。

今まではであればそのまま外食という流れなのに……。最初はあまり感じていませんでしたが、次第にお金のことを気遣ってくれているのだということが分かりました。〝貯金を取り崩さなければならないかも……〟と不安な時期はありがたい気遣いだったのですが、毎月の生活設計を組み替えて、そこまでお金に窮屈しなくなってからも、そのようなことが続きました。その言葉を聞くたびに、申し訳なさが膨らんでいました。

親族も私に気遣いをすることが増えたように思います。罹患前までは、「仕事は最近どうなの?」ということを結構訊かれていたのですが、罹患後は仕事に関する話題はほとんどなくなり、もっぱら健康状態のことばかりです。

「体は大丈夫なのか」「検査の結果はどうなのか」「つらくはないか」……〝社会人としてはあまり期待されていないのかな〟というような気持ちになることが増えました。親族も悪気があって言っていることではないのは十分理解していますが、40代の働き盛りが体調ばかり気遣われるというのは、その立場になるとなかなか精神的につらく感じるものです。本来なら、私が年老いた親族を心配してかける言葉なのですから。

訃報や残念なお知らせが、知人・友人経由で自分の耳にあまり入ってこなくなったようにも感じます。亡くなってからずいぶんと時間が過ぎてから知らされることもありました。どうやら、「花木も、もしかしたら死期が近いのでは?」と思われていたようです。だから、あえてそういう情報を入れないようにしてくれていたのでしょう。私の思い過ごしなのかもしれませんが、実際に数ヶ月経ってから訃報を耳にした際は、その悲しさとともに、〝どうして自分に教えてくれなかったのか〟という残念な気持ちになりました。私が大変お世話になった方の訃報のときは、〝どうしても最後のお別れをしたい〟と思っていたので本当につらかったですね。

これも私への配慮だったとは思うのですが、自分としてはまだまだ生きていくつもりですし、そもそも普通に仕事をこなせるレベルにまで回復しているのです。そこまで気を遣われてしまうと日常のコミュニケーションにも支障が出ますし、〝罹患者である自分は、もう仲間に入れてもらえないのかな〟と感じることもありました。

ゴールが見えない日々が、精神をむしばんでいく

ここまでお読みいただき、もしかしたら読者の方の中には「治療後も大変だったとは思うけど、そうはいっても治療中のほうがつらそうだな」と思われた方もいらっしゃるかもしれません。確かに身体面では、治療中のほうが苦しかったのは間違いありません。しかし精神面となると異なります。あくまでも私の主観ですが、治療中のつらさ以上に、治療後のキャンサーロストのほうが苦しかったです。

最も大きな理由は、「ゴールが見えない」ことにあります。

治療時には、「この治療は□ヶ月間続きます」「放射線の照射は△回やります」という見

通しが示されました。その後は、「○ヶ月くらいで状態は回復していく見込みです」と説明されたり、その通りにならなくても「あと×日だけ様子を見てから、次の治療を考えましょう」とフォローしてもらったりと、常に「まずはここまで頑張ってみよう」というゴールが設定されていました。

幸い私の場合は、初発のときも、再発のときも治療は順調に進んだこともあり、「副作用や胃瘻は肉体的に苦しいけれど、いつかはまた元に戻れる」という希望がありました。

一方で、治療後のキャンサーロストにはそういった希望を見出すことができませんでした。正確に言えば、最初の頃は希望を見出そうとしていましたが、その希望はことごとく打ち砕かれていきました。

「上向くことがあるんだろうか……」

「このあとの人生も、ずっとこんな精神状態が続くんだろうか……」

「せっかく治療して治ったのに、なぜ不安ばかり抱えなくてはならないのか……」

そんなことばかりを考えていたので一時は精神的に相当厳しい状況に追い込まれ、精神腫瘍科（がん罹患者の心のケアを行う診療科）の先生に相談して薬を処方してもらったこともありました。

ほぼ毎日のように襲ってくる無力感や絶望感。それでも家族や知人、同僚と顔を合わせるときには、さも元気であるかのように振るまっていなくてはならない。治療が終わった以上、もう心配はかけられないわけですから。そんな内側の感情と外側に見せる顔のギャップも、自分を苦しめていたのかもしれません。治療中ですら精神腫瘍科には頼らなかった自分が、治療後に追い詰められた一因は、間違いなく「先が見えない苦しさ」にあったと思います。


私に限らず、がん罹患経験者はそれぞれに「キャンサーロスト」を抱えています。

次章では「がんチャレンジャー」の活動などで知り合った6人のがん罹患経験者の「キャンサーロスト」体験を、対談形式で紹介します。さまざまなバックグラウンドを持つ皆さんの声をお聞きください。

真野俊樹教授の解説コラム

長期通院治療で適用されない「高額療養費制度」の問題

家庭における花木さんの「キャンサーロスト」、その大きな理由の一つは収入減による家計への影響でした。そうした中でも経過観察のための検査などは続きますから、医療費も家計を圧迫していたようです。

国民皆保険制度が敷かれている日本では、誰もが一定の医療サービス（標準治療）を1～3割の自己負担で受けられます。また、手術や入院などで一度に高額の費用がかかるケースでは、1ヶ月での自己負担額のうち一定の上限額を超えた分が払い戻される「高額療養費制度」があります。そうした公的な保険制度がほとんど整備されていない米国では、がん患者が高額の治療費を払えずに病院を追い出されたり破産に追い込まれたりするケースも珍しくありませんが、その点、日本は恵まれているといえるでしょう（もちろん、国民が少なくない保険料を支払っているからですが）。

ただし、高額療養費制度には〝落とし穴〟もあります。制度がスタートした1973年当時、がん治療は「入院して手術」が前提の時代でしたが、現在は抗がん剤や放射線のように長期の通院による治療の割合が増えています。花木さんもそうであったように、月に数回の治療ごとに治療費が発生するパターンです。

アフラック生命保険株式会社が患者とその家族を対象に行ったアンケート調査（2019年6月実施）によると、がんの治療期間が1年以上となるケースは42％（2年以上は26％）にのぼり、治療期間の平均日数は490日（16ヶ月強）です。また同調査では2年以上の治療期間では平均140・6万円の治療費がかかったとの結果が出ています。

がんの治療期間は42%が1年以上

抗がん剤・ホルモン剤治療を含む治療を
受けた場合の治療期間

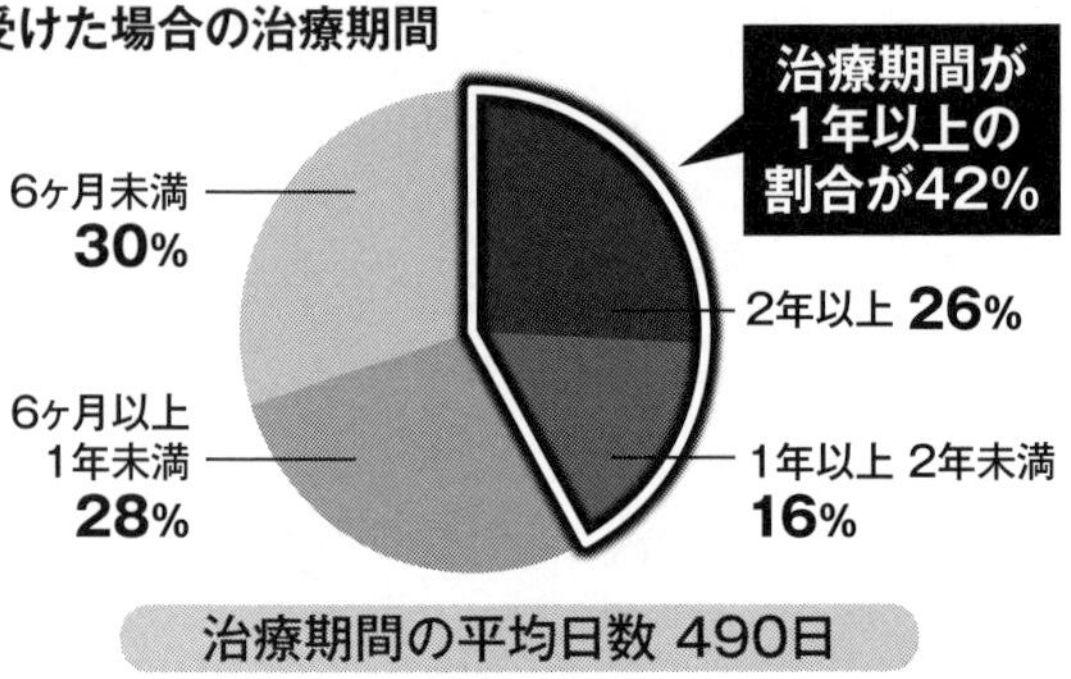

回答数=1,439

がんに罹患した場合の出費

治療の長期化に伴い治療費の総額が高くなる

治療期間別 治療費の総額（平均）

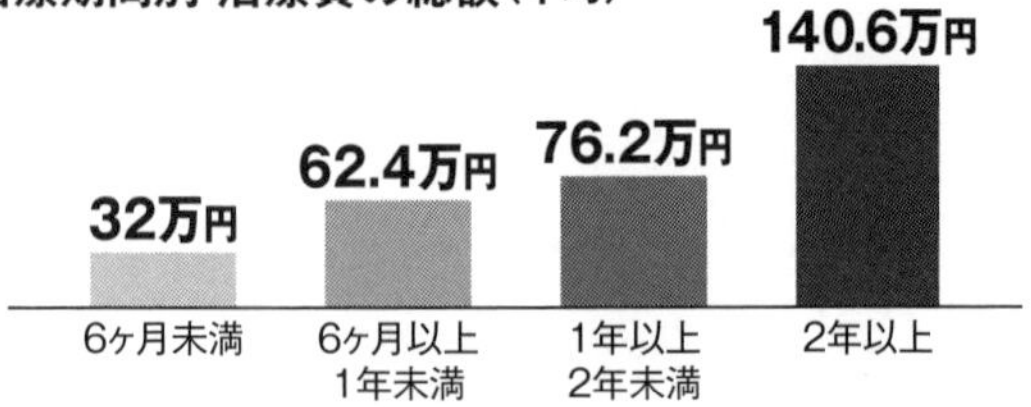

上記の治療費は、治療にかかった費用のうち、公的医療保険対象となった費用と公的医療保険対象外の費用を合算したもの。なお、公的医療保険対象となった費用は、高額療養費制度を利用した後の自己負担額。回答数=1,680

出典：いずれも「がん罹患者およびその家族へのアンケート調査」（2019年6月アフラック実施）より。一部改変

そのような長期の治療では総額は膨れあがるものの、月額の自己負担はあまり高額にはなりにくいため、「高額療養費制度を受けられない」ケースが増えます。給与所得者の平均年収（約440万円）の月額上限は約8万円ですから、例えば自己負担が月に7万円の治療であれば年間の支出は84万円になります。収入の5分の1が医療費で消えていくとなれば、生活はかなり苦しくなるでしょう。

そうした治療形態の変化を受け、2017年の高額療養費制度改正では1年間の自己負担額に14万4000円の上限が設けられました。ただしこれは年齢や所得額の制限が設けられているので、花木さんのような現役世代には適用されません。

患者側も民間の医療保険で備えることを考える必要もありそうですが、一方で、治療方法の変化に対応した公的保険制度も求められているといえます。

第5章

罹患経験者たちとの対話
──「キャンサーロスト」は人それぞれ

支援活動でつながった罹患者たち

本章では、私が患者団体「一般社団法人がんチャレンジャー」を立ち上げて活動していく中で知り合ったがん罹患経験者の体験を紹介します。

その前に、「がんチャレンジャー」を立ち上げた経緯について少し説明させてください。

復職後、がん罹患経験を活かして社内外で活動をしていこうと決意しましたが、その道のりはなかなか厳しいものがありました。勤務先においては言うまでもなく、社外における活動の機会も、月に1回程度あればいいほうでした。

それでもボランティアによる講演活動や患者支援活動などを通じて、少しずつ人脈ができつつある中で、「もっとこの活動を広げていきたい」と思うようになりました。そこで勤務先に再度掛け合った結果、兼業の延長として社団法人設立の許可がおりました。ダブルワークが徐々に当たり前の世の中になってきているとはいえ、私の勤務先にはこのような前例はなく、そういう意味でも私は恵まれていました。

2019年11月、〈がんという病気に挑戦する方や、がんに罹患しながらも人生の挑戦を諦めない方を後押しするため、「人が人に寄り添う社会づくり」に貢献していく〉というミッションを掲げ、「がんチャレンジャー」はスタートします。翌20年には、本書の監修を務める真野俊樹先生にアドバイザーとして参画いただきました。

冊子やYouTube、ブログなどによる情報提供がメインの活動ですが、そうしたコンテンツにゲストとしてたびたびご登場いただいたのが、本章で対談する6名の罹患経験者の方々です。

いずれの方もさまざまなメディアなどで発信されていますが、そうした活動的でポジティブに見える方々であっても、人知れず喪失感を抱えていることが伝わると思います。さらに、キャンサーロストはそれぞれに形が違うこと、仕事に限らず人生のさまざまな場面で影響すること、向き合い方もまた人それぞれに違うことなども感じ取っていただけることでしょう。

体調が戻っても待遇は戻らず――家族を守るために下した決断――

●関直行さん（ビル管理会社勤務／罹患当時36歳／すい臓がん）

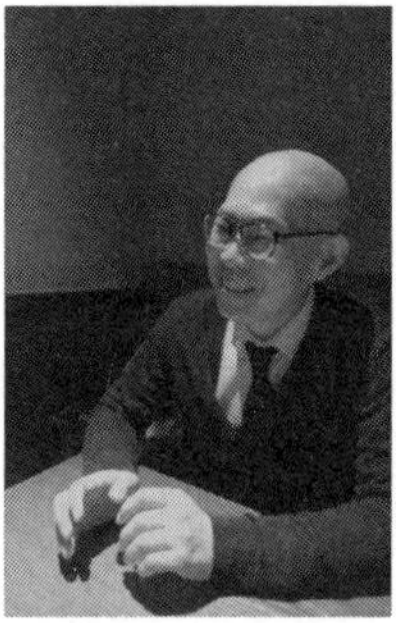

花木　関さんとは、がん患者コミュニティのSNS「キャンサーペアレンツ」を通じて交流させていただくようになりました。

関　確か2018年にキャンサーペアレンツ創設者の西口洋平さん（故人）が、会員を集めてテレビ収録に参加したのが最初だったかと。その頃はまだ花木さんも「キャンサーロスト」という言葉を思いついていなかったですよね。

花木　復職1年目で思ったような仕事がなかなかできず、モヤモヤしていた時期でした。テレビ出演もそんな自分を少しでも変えたいと思ってお受けした記憶があります。結果的に勤務先では目立った変化はなかったものの、出演を機に少しずつ罹患経験者として発信する機会が増え、「キャンサーロスト」をテーマにした活動にもつながっていったように思います。
さて、今日は関さんの「キャンサーロスト」体験をお聞きしたいのですが、まずは罹患前に抱いていた目標や理想についてお話しいただけますか？

関　罹患当時は30代後半で、十数年働いていたビル管理会社では支店長代理の役割を務めていました。正社員が十数名の支店でしたが、部下や後輩だけでなく、清掃、警備、設備を担当するパートさんなどを含めると約６００人のメンバーをマネジメントしていたので、それなりに忙しい日々でしたね。「何かあれば関に訊け」といった雰囲気で、私自身も常に「自分がいないと現場は回らない」という自負を持って業務に勤《いそ》しんでいました。今になって思えばちっぽけなプライドだったのかもしれませんが、当時は責任も裁量も大きく、やりがいを持って働いていました。

花木　６００名のマネジメントというのはすごいですね。

関　オーナー企業だったのですが、入社年次的に私は役員の次くらい長かったんです。入れ替わりの激しい職場でしたが、私はこの会社でキャリアアップしていければいいな、と思っていましたね。

花木　私のように在籍年数が1年程度での罹患と違って、ベテラン社員で職責も大きな関さんが治療で抜けると、職場の混乱も大きかったのではないでしょうか。

関　すい臓がんの疑いから、手術の前後で1ヶ月ほど有給休暇を使って治療したんですけど、復職して数ヶ月後には業務量は減るどころかむしろ増えていました（苦笑）。私の復職前後に部下が何人か辞めてしまう事態もあって、彼らの分の仕事と、罹患前から抱えていた仕事がそのままデスクの上に山積みになっているような状態でした。書類の山が今にも倒れてきそうで、それこそ漫画の世界のようでした。

花木　復職後の半年間は残業すら控えるよう言われていた私とは対照的ですね。それでは体力的に厳しかったのではないですか？

関　そうですね。仕事に対する責任感は引き続き持っていたものの、やはり体が資本ですから、これまでのような働き方はできれば避けたいと思っていました。そこで復職する際に会社に掛け合い、「体調が悪いときは休んでもいい」「出社もピークを外して10時からでよい」「その代わり給与は10％減額でいい」といった条件を受け入れてもらいました。

ところが実際には、給与が10％減った以外はほとんど何も変わりませんでしたね。何かあれば、いつでもどこでも私が出向かざるを得ませんでしたし、平日に検査や診察で会社を休むと仕事が溜まっていて、結局休日に出社することもしょっちゅうでした。錠剤タイプの抗がん剤を1年間服用していて副作用もありましたが、出社して仕事することで無理にテンションを上げていた面もありましたね。

花木　非常に頼りにされていたともいえそうですが……。

関　ええ、そうかもしれません。ところがしばらくして、前任の支店長が兼務として戻ってきた関係で、私はその後、別の支店に異動になりました。しかも職務も役職も告げられずに。大企業なら考えられないかもしれませんが、小さなオーナー企業の場合、このようなことは日常茶飯事でしたし、私もあまり気にせずに異動先で気持ち新たに仕事をしていました。

そして1年くらいが過ぎた頃でしょうか。それまではっきりと役職が告げられていなかった私に、突如降格の辞令が出たのです。

「まさか……」と思いましたよ。異動先でも、異動前と同程度の仕事をしていたのですから。それなのに、自分が仕事を教えていた、キャリアの浅い後輩と同じ役職を言い渡されたんです。

花木　手術後も抗がん剤を服用しながら治療と仕事を両立させ、そのうえ罹患前と同等の仕事を担っていたにもかかわらず、降格とは……。ショックだったでしょう。

関　よくよく考えると、思い当たるフシはあったんです。異動辞令の数ヶ月前のことですが、体調も戻ってきて仕事も治療前のようにこなせるようになったので、治療後に交わした条件を元に戻してもらおうとしたんです。同じ仕事をしているのに給料が10％減というのは納得いかないですからね。家族も養っていかなければいけませんし。

そこで上司に相談したところ、「直接、社長に相談したほうがいい」とアドバイスされました。確かにそうだと思いました。私は勤務歴も長いし、良いときも悪いときも社長は知ってくれていたからです。しかし、社長の反応は想定外のものでした。

「治療後は自分から条件出してきて、もう大丈夫だから元に戻してくれというのは、ちょっと都合が良すぎないか？」

そう激しくすごい剣幕でまくし立てられ、却下されてしまったのです。確かに条件を提案したのは自分からでしたが、業務量は減らなかったですし、給与だけが減額というのには正直不満がありました。経過観察中の病気の不安を抱えながらも、他のメンバーに負けない仕事量をこなしている自負もありましたし。

だからこそ社長に直談判したわけです。ところが受け入れてもらえなかったどころか、その後に納得のいかない異動、そして降格が待っていたのです。悔しい気持ちはありましたが、「どうせ給料も元に戻らないし、これで少し負担が減るならもういいか」という諦めに近い気持ちで、その辞令をしぶしぶ受け入れました。

花木　私も残業抑制による実質的な減給を経験したので、その苦しさは理解できます。自分だけならまだ辛抱できるものの、やはり家族に対して申し訳なさを感じますよね。

関　そうなんです。そこで降格人事の後、2人目の子どもが生まれるタイミングで転職を決意しました。がん治療からすでに3年が経っていて、体調面は大丈夫だろうと

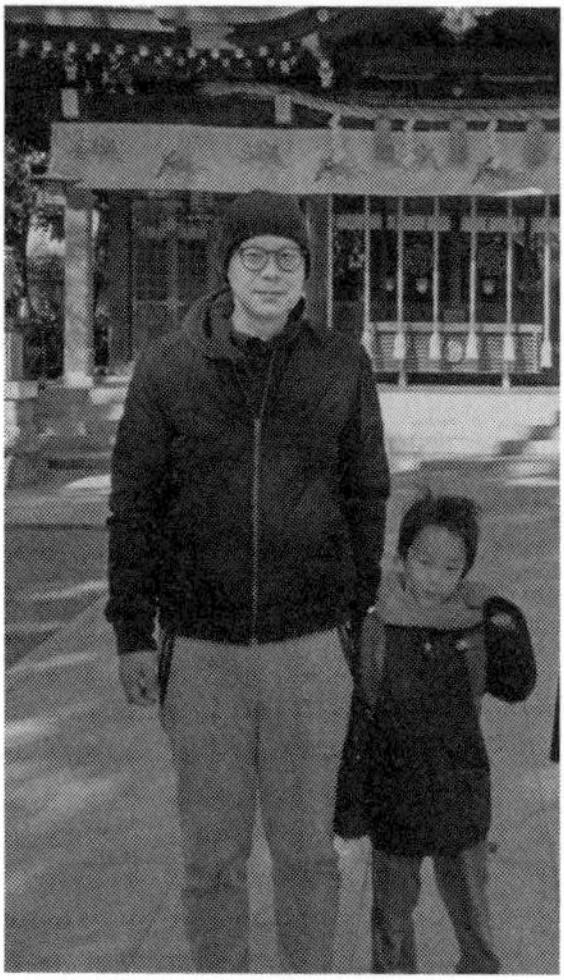

長男と七五三でお参りした神社にて

いう自信もありましたし、何よりも2人の子どもを妻に任せきりというわけにはいきません。自分も育児をしていくには、当時の勤務先の環境では難しいと感じていました。

降格後に転職するという決断については、「目の前の状況から逃げているだけなんじゃないか」という葛藤はありましたが、この先も家族と生きていくことを考えたら、やはりこのままではいけないと思ったのです。その後、ご縁もあってもともと取引のあった先への入社が決まり、今に至るというわけです。

花木　がん罹患経験があっても転職が上手く運んだというのは、それだけ関さんのキャリアが取引先からも認められていたということでしょうね。

関　そう言ってもらえるとありがたいのですが、実は転職後3ヶ月でがんが再発して、それからは抗がん剤治療を受けながらの勤務になりました。幸いにも転職直後の新人で前職ほどの負荷がない勤務環境でしたから、そこまで周囲に迷惑はかけなかったとは思うのですが、「入社早々再発だなんて、こいつは大丈夫か」と見られているんじゃないかという不安はありました。前職では曲がりなりにも支店長代理の仕事をしてきたというプライドもありましたから。そんなちっぽけなプライド、今考えれば必要ないんでしょうけれど、やはり十数年、プライベートを削るように頑張ってきたわけですからね。簡単に折り合いなんてつけられるものではありませんよ。

今の会社は福利厚生もしっかりしていて、安心して働けているありがたさを感じますが、今までとは違った業務形態の中、「罹患者である自分はどう評価されているのだろう」という心配もいくぶん感じる毎日です。

花木　ただでさえ新しい環境や人間関係に慣れるのは時間がかかりますし、さらに再発まで重なって大変な時期でしたね。それでも関さんは今、こうして当時の大変さを冷静に振り返っていらっしゃいます。数年を経て、ご自身なりにキャンサーロストを乗り越えられたと感じていますか？

関　どうでしょうかね……。まあ、がん罹患をきっかけに今の会社に転職できたので、それは結果として良かったと思っていますが、乗り越えたとまでは言えないかもしれません。今だって、できることなら罹患前のように全力で仕事をしたいと思っていますから。

でも、がん治療をしながら働くとなると、副作用でつらい時や、検査や治療でどうしても仕事を休んだり、周囲に調整をお願いしたりすることが出てきます。その都度、「すみません、抗がん剤治療で……」と伝えるようにしているのですが、〝がんを言い訳にしている〟と見られてしまうのは悔しいです。私だって、本当はみんなと同じように体のことを気にせず仕事に邁進したいし、家族のためにもたくさん給料を持って帰りたいですよ。そういう感情は、たとえ環境が変わったり、体が思うようにならなかったりしても、失われるものではありません。

これまで相当悩んできましたし、葛藤から抜け出せない時期も相当ありました。挫折もしましたし、ドロップアウトもした。それでも「そのときの自分としてやれることはやってきた」と自分を納得させて、前を向こうと日々もがいています。私に限らず罹患経験者はがんを言い訳にしているわけではないし、その環境の中でなんとかベストを尽くそうとしていることだけは、多くの方に知っていただきたいですね。

出産と子育てを諦めた悲しみに向き合う日々

●さくらさん（YouTube「卵巣がんさくら」チャンネル主催者／罹患当時42歳／卵巣がん）

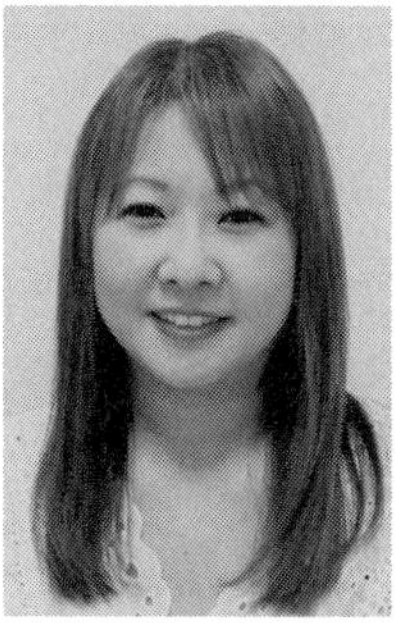

花木　さくらさんとは、がん罹患経験者同士のオンラインコミュニティでご一緒したのがきっかけで、交流が始まりましたね。

さくら　それから私のYouTubeチャンネルに花木さんがゲスト参加してくださったり、逆に私がゲストとして「がんチャレンジャー」の番組に参加したりするようになりました。

花木　「キャンサーロスト」をテーマにさくらさんのチャンネルでお話しさせていただき、そんなご縁から今回のインタビューとなりました。いろいろ話しにくいことも質問するかもしれませんが、よろしくお願いします。

さくら　普段から自分のチャンネルでも包み隠さず話していますので、今回もできる限り本音でお答えできればと思います。

花木　では早速ですが、まずがん罹患前に抱いていた将来の理想などはありましたか？

さくら　昔からなんとなくではありますが、「いつか子どもを2人くらい産んで、しっかり育てている自分」を想像していました。

最初にその希望に陰りが見えたのは、20代後半でした。私が26歳の時に前の夫が血液のがんに罹患し、治療の影響で子どもを諦めざるを得なかったことで、当事者はもちろん、配偶者にとっても喪失感があるということに気がつきました。私が29歳のとき前の夫とは死別し、それからは彼を失った喪失感も加わって、未来すらも全く見えない日々が続きました。その状況は再婚する38歳まで変わりませんでした。〝自分は一人で生きていくんだ〟とも思っていましたし、今思えばそれは「頑《かたく》なまでに」と表現できるくらいのものだったかもしれません。

でもいざ再婚するとなったとき、封印していた思いがパアーッと解放された気持ちになったんですよね。20代のときに失ったものを取り戻せるかもしれないといった気持ちというか。そして再婚した夫（2023年1月に死別）と一緒に、「この先、自分たちにとって幸せな人生ってなんだろうね」と考えたとき、やっぱり子どもが欲しいという結論に達しました。すでに年齢的な問題もあったので、「もし自分で産めなかったら、特別養子縁組のような制度を使ってもいいのでは」とも考えました。たとえ自分で産めなかったとしても、子育てをしていきたいと。

花木　それだけ子育てへの願望が強かったということですよね。でも、がんの罹患によってその望みを失ってしまった。どのような気持ちでしたか？

さくら　42歳のときの卵巣がん宣告で、一瞬にして夢は壊れてしまいました。宣告から8日目に手術で子宮や卵巣を摘出し、自分で産める可能性は「0％」になってしまったんです。42歳ですから、一般的に考えれば「まあ、子どもがいなくてもね……」と思われるかもしれませんが、たとえわずかでも可能性があった頃と、「0％」になってしまった後というのは、やっぱり全然違うんですよね。加えて、今度は自分が卵巣がんになってしまって子どもを産めなくなってしまったということで、再婚した夫に対しての申し訳なさも出てきました。

卵巣がん宣告以降は、将来の人生設計をしようにも思い切った計画は立てられなくなりました。出産はもちろん、特別養子縁組も諦めざるを得ません。当時、いろいろな情報を調べた結果、私の罹患した卵巣がんの再発率は高いということが分かりました。「それじゃあ責任を持って子育てしていくのは無理だろうな……」と絶望的な気持ちになりました。

花木　出産のみならず、子育ての機会も同時に失われてしまったつらさは、私の想像をはるかに超えるものだとお察しします。さくらさんはキャンサーロストを乗り越えるため、何か意識したり、行動したりしたことはありましたか？

さくら　罹患から4年が経過しましたが、「子宮と卵巣を突然に奪われた」という悲しさは簡単に忘れることはできません。自分の中で、夢につながる器官を奪われたわけですから。それだけ出産への思いも強かったんでしょうね。

可能性がなくなったわけなので、くよくよせず受け入れようとはしてきましたよ。外を歩いていても、小さな子どもたちが遊んでいるのを見て、普通に「かわいいなー」と思うこともあります。ただ、自分でもコントロールできない波のようなものがあって、ふと「なんで自分には子どもがいないんだろう」と思うことは今でもあるんです。そういう状態になってしまうと、他の人の出産やおめでたい出来事を心から祝ってあげられない。相手にそんなつもりがないのに、〝私に見せつけてるの？〟と思ってしまったり。そんな感情と付き合うのは正直面倒ですし、〝自分って醜いな〟と感じることもあります。前夫を看取ったり、がんの治療をしたりと、これまでの人生でそれなりにつらい思いをしてきたはずなのですが、それとはまた別の感情が湧き出してきてコントロールできなくなるんです。

外に出るとどうしてもそうした場面を見てしまう可能性があるので、家でじっとしていることが増えました。でも、家にいたって刺激は否応なくやってきます。SNSをチェックしていたりするだけで、そうした情報は飛び込んできますからね。何気なくテレビを観ていたとき、有名人の出産の話題が出てきて心が折れそうになったこともあります。

花木 程度は違うのですが、そうした感覚は私にもあります。決してくよくよし続けたいわけじゃないし、早くキャンサーロストを乗り越えて、次の人生に向かっていきたい。でも、いくらそう思っていても、外的な刺激が入るとそれに引っ張られてしまいます。それがつらくてSNSを見なくなったり、人と会うのを避けたりしていた時期がありました。とはいえ日常生活を送っている以上、完全にシャットアウトすることはできません。

さくら 「比べちゃいけない」と思えば思うほど、今の自分と周囲を比べてしまう悪循環といいますか……要するに不完全燃焼なんですよね、きっと。自分の納得するまでチャレンジして、それでダメだったらもう少し割り切れていたようにも思うんです。でも、私の場合は突然その機会を奪われてしまったので、どうしても〝たら〟〝れば〟が頭から離れないんです。しかも時間が経つにつれ、忘れるどころかどんどん喪失感の内容が詳細になっていって、後悔が膨らんでいるような気がしてしんどいときもあります。「今はこんな治療も受けられるようになったんだ。あの頃の私が知っていたら……」みたいな。

花木　私もいまだに、先の見えない暗いトンネルを彷徨《さまよ》っているような気持ちになることがあるので、〝いつになったら解放されるのだろう？〟という気持ちはすごく共感します。周囲の方はどんな反応でしたか？

さくら　みんな励ましてくれたり、慰めてくれたりと気を遣ってくれましたよ。でも、時によかれと思って言ってくれたひと言に傷つくこともありました。私が抗がん剤治療の副作用でぐったりしていたとき、ふいに友人が「こんな状態だったら、きっと子どもがいたらもっと大変だったね」と口にしたんです。

確かに現実はそうかもしれません。自分の治療だけでも精一杯なのに、加えて子どもの面倒を見るのは大変だということは理解しています。友人にしても、私のショックを和らげようとしてくれたのでしょう。でも、私は健康な状態で、子どもを産み、育てたかったんです。それが健康と出産の機会を同時に失ってしまったんです。

花木　ご友人に悪気がないからこそ、余計につらいですよね。怒るに怒れなかったり、そんなネガティブな捉え方をする自分のほうが悪いんじゃないかと思ったり。

さくら　まさにそうなんです。私が今やっているYouTubeでの発信について、「キャンサーギフトだね」と言ってくれる方もいます。でも、キャンサーギフトという言葉は本人が使うのであればキラキラしたイメージで良いのかもしれませんが、人から言われると時に違和感を覚えてしまうこともあります。

　がんに罹患し、出産も諦めた私はその悔しさやつらさをなんとかごまかしながら生きていました。それでもごまかしきれないくらいのつらさが毎日のように襲ってきた。そんな自分を守るために始めたのがYouTubeやＳＮＳだったんです。発信することで、なんとか心のバランスを取ろうとしているというか。もがいてもがいて、今こうして私はなんとか生きている。それを「キャンサーギフト」という言葉でまとめられたくはないんです。〝がんになって良かった〟とは、今も思うことはできません。

花木　新しい活動を始めることでバランスを取らなければ、自分を支えられない。それだけ大きな喪失体験だったということですね。周囲から見える部分だけにフォーカスが当たるというのは、私も違和感を持っていました。その裏にどのような事情があるのか、葛藤があるのかということにまで周囲の方には思いを馳せてもらえるといいのですが、これは罹患経験者側のわがままかもしれません。

さくら　がんとはこれからもなんとか共存していければと思っています。体の中にがんが残っていることは不安ですが、もとは自分の細胞ですし、〝私の体の一部なんだから〟と言い聞かせて付き合っていこうと思っています。

でも、出産や子育てに対する感情はちょっとまた別ですね。まだまだ受け入れることはできなさそうです。この先も乗り越えることはできないかもしれませんね。それほど、私にとってはキャンサーロストは大きな出来事でした。私は結構ドライなほうだと思うんですけど、それでも尾を引いています。がん罹患で出産の夢を失った方には、「こういう思いをしているのはあなただけじゃないよ」と伝えたいですし、周囲の方にもこうした思いを抱えながら生きている人たちのことを知ってもらえたら嬉しいです。

現実感なき20代での罹患、10年の不妊治療の末に出した結論

●砂川未夏さん（キャリアコンサルタント／罹患当時29歳／悪性リンパ腫、乳がん）

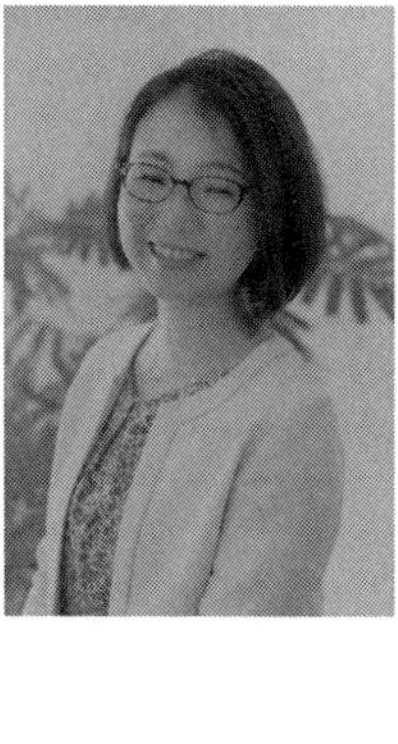

花木　ご無沙汰しています。私が復職1年目にキャリアの再構築に悩んでいた頃、砂川さんにカウンセリングをしていただいたのがご縁の始まりでした。

砂川　あの頃の花木さんは、罹患前に描いていた「キャリアアップ」という目標を再び追いかけるべきか、それを諦めて新たな道を探るべきか悩んでいらっしゃいましたね。

花木　当時は、治療中に思い描いていた復職後のセルフイメージと現実とがあまりにも乖《かい》離《り》していて、自分でもどうしていいか整理できなくて……。でも、おかげさまで徐々にではありますが、新たな目標を職場外で見出し、こうした活動ができるようにもなりました。今日は、砂川さんのキャンサーロストについてお聞かせいただければと思っています。まず、罹患前に抱いていた将来の理想などはありましたか？

砂川　罹患前までの私は、それほど具体的な将来設計は抱いていなかったですね。なにしろまだ20代でしたし。当時流行《はや》っていたテレビドラマのイメージから、働きながら子どもを産んで、家庭では優しいお母さんもやっている、家庭とうまく両立させながらバリバリ活躍する女性になんとなく憧れてはいましたけれど、〝いずれそうなれたらいいな〟くらいでしかなかったです。

それでも結婚後、家庭と両立できそうだと感じた会社へ転職し、自分なりに徐々にそのイメージに向かっていたつもりでした。そうした中、がん罹患が分かったのは、29歳の誕生月。前月に受けた健康診断がきっかけでした。

花木　20代での罹患というのは、とてもショックが大きかったでしょうね。

砂川　悪性リンパ腫でした。首回りが太くなったり、体重が5kgくらい増えたりはしていたものの、その他に自覚症状はなかったんです。残業続きだったので、疲れやすさもそのせいだと思っていました。だからがんと確定するまでも、確定した後も病気であることを受け入れられませんでした。「えっ？　本当に私が⁉」って。それこそ〝今、新しいプロジェクトに入ってめちゃくちゃ忙しいんですけど。治療とかしている場合じゃないんですけど〟みたいな態度を取っていましたから、今思えば主治医に対して失礼な話ですが、20代でのがん宣告というのは、それほど現実感がなかったんです。

でも主治医からは、「進行性のがんだから、すぐにでも休職して治療していくことになります。治療後は仕事に戻れるでしょう」と説明されました。それと15年以上前は、今のように妊孕性《にんようせい》（妊娠するための力）を温存するといった考え方もまだ十分に定着していなかったんです。そろそろ子どもが欲しいと思っていた頃だったので、抗がん剤の影響で子どもが産めなくなることが心配になり、「治療後も、子どもを産めるんですか？」と質問しても、「それは分からない。でも、今はそんなこと言っている場合ではない。まず治療しましょう」と取り合ってもらえませんでした。そこから主治医との溝が生まれ、当時一番知りたかった情報が得られず、治療に対して気持ちがついていきませんでした。

花木　30代で罹患した私でさえ「まさか」という気持ちでしたから、20代での罹患となると砂川さんのような心境になられるのは無理もないと思います。

砂川　妊孕性については、がん治療がひと段落してしばらく経ってから、体調が思わしくなくて婦人科へ検査しに行ったんです。そこで、子どもを授かることが厳しい状態であることが分かったときは、がんと診断されたときと同じくらいショックでした。諦めきれず、一縷《いちる》の望みにかけて不妊治療をはじめました。

最初の頃は苦しかったですよ。妊孕性温存に向けた卵子凍結のことなど、主治医が教えてくれなかった情報が、治療が終わった後になって次から次へと入ってきたんです。「治療前に知っていたら……」と落ち込みました。

幸いにも半年間の休職を経て復職し、仕事は望んでいたプロジェクトに戻れましたが、治療の後遺症としてしびれや倦怠感が数年間続いたので、罹患前のようには働けませんでした。今でこそ治療と仕事の両立支援は認知されてきていますが、当時は周囲に同じような人はいませんでしたし、そもそも勤め先には治療と仕事を両立するための制度もありませんでした。

そうした中でも、既存の制度を応用しながら上司や人事の方と相談や調整して復職することができ、そのことは本当に感謝しています。一方の私は、以前の自分と比べてしまって、チームリーダーとして復職後の頼りない自分とのギャップで葛藤していました。思い描いていた家庭も仕事も同時にガラガラと崩れていき、これから先の未来が真っ暗になり、どうしていいか分からなくなってしまったんです。

花木　砂川さんの体験のように、キャンサーロストは一つの喪失にとどまらないんですよね。同時に何かを失ったり、何かを失ったらそれが連鎖して別の何かを失ったり。だからこそ人に理解されにくいし、自身の苦悩も一層複雑になるように思います。

砂川　そうなんですよね。子どもも仕事も諦めたくないと思って焦っていました。病気である自分を傍《かたわ》らに置いて、〝普通の生活〟に向けてできることをいろいろやってみました。不妊治療以外にも食事療法や漢方を取り入れたり、不妊治療はいろいろお金がかかるので節約して貯蓄し、身体の状態を見ながら通院と仕事を調整していました。仕事を自宅に持ち帰って週末にやることもあり、なんとか取り戻そうと必死でした。

花木　周囲はそう思っていないかもしれないのに、何となく「遅れている」という焦りがつきまとうんですよね。実際のところ、周囲の方々の反応はどうでしたか？

砂川　不妊治療の担当の先生は「厳しいかもしれないが、可能性はゼロではありません」と私に判断を委ねてくれました。可能性が限りなく低いと分かっても、私はどうしてもやめる踏ん切りがつけられなかったんです。夫は「君がやりたいなら」と見守ってくれましたが、治療も仕事もがんばりすぎている姿を見て、心配していたと思います。
両親には、「あなたの体が一番なんだから、もう無理しなくていいんじゃない？」と言われました。夫の提案で治療中は実家に戻っていたこともあり、治療中のつらい様子や、復職後の状況を両親は知っていたからこその言葉だったとは思います。
でも、私としては、「命が助かったんだから、それ以外は仕方ない」とはどうしても思えなかったんです。まだ30代前半で、仕事も出産もどちらも諦めたくなかったですし。そんな状態が3～4年は続いて、出口の見えない日々でした。

花木　勤務先でのキャリアアップが難しくなったとき、私も〝自分から諦めたらいけないんじゃないか〟という気持ちがずっとありました。そんな自分自身に苦しめられるというか。

砂川　仕事のほうは後遺症を抱えながらも、数年後にはなんとかリーダー的な立場で、成果を出して評価もそれなりに得られるようになりましたが、不妊治療はなかなか上手くいかなくて。そのうち、さらに仕事が忙しくなって両立の難しさに悶々としていました。〝もう無理かも〟と感じるようになって、これからの働き方をどうするか、悩んでいました。

幸いにも信頼できる上司に打ち明けることができ、そこでいくつかの解決方法を提案されました。その一つがキャリアカウンセリングでした。資格の説明会を聞いたところピンときて、すぐに講座を申し込みました。

講座での学びは目から鱗《うろこ》の連続でした。考え方や視点、出会いすべてが新鮮で、一気に視野が広がっていきました。キャリアカウンセリングを自ら受け、多くの方と交流できたおかげで「人生なんでもあり、幸せには色々な形があっていい」と少しずつ思えるようになり、自分が最も大切にしたいことを軸にしながらキャリアを再構築していく気持ちへとシフトしていきました。当時は、正社員としてバリバリ働く自分を諦めたくはなかったんですけど、一方で不妊治療との両立にも限界を感じ始めていたため、キャリアカウンセラー（現在は国家資格となった「キャリアコンサルタント」）の資格取得後は経験を積んだ後、フリーで活動していく決心をしました。

花木　それが立ち直るきっかけになったといえそうですか？

砂川　そうですね。がんにならなければ、キャリアカウンセラーになっていなかったでしょう。そのときの決心がきっかけとなり現在の活動につながっているので、私にとって「キャンサーギフト」といえるのかもしれません。でも、振り返ってみた結果としてそう思えるだけで、当時は「大丈夫かなぁ」と自分のさまざまな選択に揺らぐこともありました。

不妊治療がうまくいく可能性はわずかしかなく、キャリアカウンセラーにしても未経験の世界ですから、やっていける自信があったわけでもない。それでも〝やってみよう!〟って、一筋の光を信じてみる。そこにすがる思いだったのかもしれません。

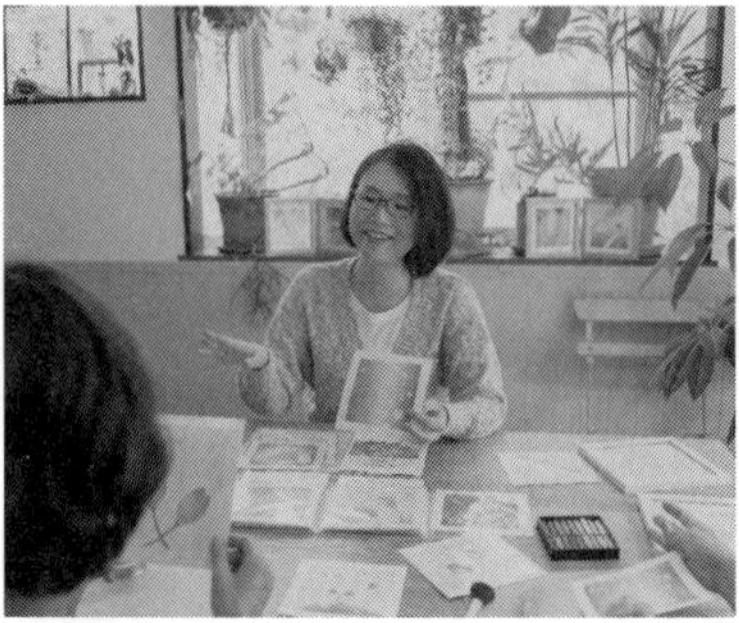
言葉だけでなく、アートも用いてカウンセリングをする砂川さん

不妊治療は気づいたら10年近く続けていました。やめた理由は30代後半での乳がんの発症でした。そのときになって「もういいかな。子どものいない人生を歩もう」と受け入れようと思えたのですが、それまでに長い時間が必要でした。

キャンサーロストは、私にとって大きな喪失があった一方で、がんという経験から、人生には限りがあることを痛感させられました。だからこそ、「一度きりの人生、自分の命をどう使いたいか」と、生きるエネルギーに変える力にもなったとも感じます。

花木　受け入れられるようになるまでの心境の変化など、何があったのかお聞かせください。

砂川　今でこそ子どものいない人生を自分なりに充実させていますが、正直、受け入れられたかどうかは分かりません。次の乳がんを発症して治療を始める際、主治医が妊孕性温存について意向を確認してくださったんです。このときは納得したうえで、「温存しません」と答えられたんです。悪性リンパ腫のときとは違い、自分でいろいろ調べてセカンドオピニオンもとり、最終的には主治医と相談して治療方法も納得して選ぶことができました。専門家や周囲の力を借りながら、「自ら納得感を持って選択する」というプロセスが大切だったのかな、と思いますね。

そうはいっても、がんに罹患した場合、妊娠や出産に限らず、仕事やその他のライフイベントにおいても、情報や選択肢が限られてしまう場合が少なくありません。予期せず起きたすべてを受け入れることは難しく、私たち罹患経験者はその後、何年も悶々とした思いを抱え続けていることもあります。「あれでよかったのかな」「いや、これでよかったんだ」と日々心は揺らぎ、自分の中で折り合いがつかないことも。「がんにならなければ、もっと違った人生があったんじゃないか」と思うことも。自分らしく生きたいのに、病気に支配され自分が自分でなくなるような感覚になったり、前と同じようにいかないもどかしさに苛《さいな》まれたり、変わりたくても変われない不甲斐なさ、そして喪失感や絶望感など、心の奥に深く抱え続けることもあります。もがきながらも、誰のものでもない自分の人生を生きようとしています。罹患経験者の中には、そのような方もいるということを、広く知っていただけたらと思います。

出世コースが断たれて絶望……新入社員教育で見出した希望

●久田邦博さん（研修ファシリテーター／罹患当時38歳／白血病）

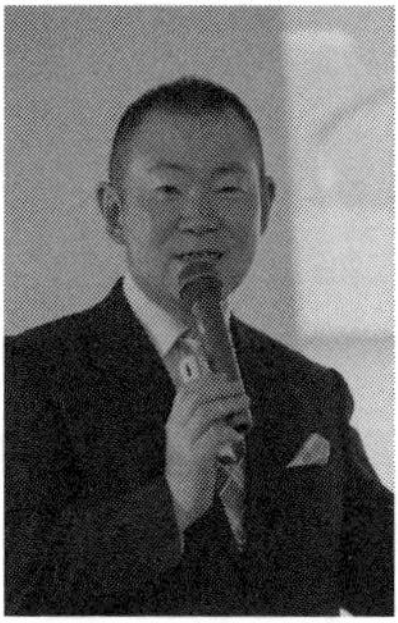

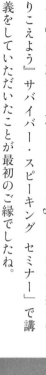

花木　久田さんとは、NPO法人「キャンサーネットジャパン」が主催する「『Over Cancer Together～がんを共にのりこえよう』サバイバー・スピーキング セミナー」で講義をしていただいたことが最初のご縁でしたね。

久田　サラリーマン時代からさまざまなテーマで講師をしてきました。花木さんのようにご自身の経験を発信したいと考えているがん罹患経験者の方々の支援にも、その経験を役立てています。

花木　いつもエネルギッシュな久田さんからは、「キャンサーロスト」をあまり感じないところもあるのですが、まずは罹患前に抱いていた目標や理想についてお聞かせください。

久田　罹患前の目標は「副社長」でした。

花木　「管理職になれるだろうか」と悩んでいた私とは比べ物にならないくらい、大きな目標ですね。

久田　大学では薬学を専攻し、卒業後、１９８６年に製薬会社に営業職として入社しました。もともと人見知りな性格だったのですが、自分なりに努力を重ね、営業成績でトップを取れるまでになり、徐々に営業マンとして自信を深めていったんです。

そして30歳のときに自分の夢をリアルに描きました。その製薬会社は同族企業だったので、どんなに頑張っても社長にはなれません（笑）。それなら副社長を目指そうと本気で考えて最終ゴールに設定しました。だとしたら常務には何歳までに、取締役には何歳までに……とシミュレーションしてみると、サラリーマン人生はあまり時間的な余裕がないことに気づかされました。

最初の関門は、社内でも難関といわれる30代での課長昇格試験でしたので、試験対策に5年間かけて綿密な作戦を立てました。日々の営業成績をあげることはもちろん、朝描いたイメージをその日のうちに形にして夜にレポートを提出。ひたすらにそんな日々を送った甲斐あって、筆記試験も面接試験も一発合格できたんです。〝さあ、ここから副社長への最短ルートを駆け上がるぞ〟とモチベーションがさらに高まりましたね。

そう意気込んでいたタイミングで白血病を宣告されたのです。

花木　夢に向かって大きな一歩を踏み出した直後にその目標が崩れてしまったと分かったとき、どのようなお気持ちでしたか？

久田　出世争いで勝ち上がるという気持ちは消え、その瞬間から生きる気力を失いましたね。白血病の告知は本当に大きな衝撃でした。何よりつらかったのは、「死んでしまうかもしれない」ということではなく、「夢が消えた」ということでした。

5年も準備して試験を突破したというのに、〝もうサラリーマンとしては脱落だ〟と落ち込みました。〝なんで自分が、なんでこんなときにがんにならなきゃいけないんだ。努力したのにもう夢には全く手が届かない。何のために努力してきたんだろう？　何のために生きてきたんだろう？〟という答えが出ない苦しみです。目標を見失うと、生きる気力まで奪われていきます。生まれてからこの日までのネガティブな出来事ばかりが、頭の中に次から次へと浮かんできたりしました。

一番こたえたのは、セルフイメージが一気に変わってしまったことです。いくらか傲慢《ごうまん》な言い方ですが、それまでは「何をやっても結果を出せる自分」だったのに、告知を受けた途端に「何もできない人間」「社会のお荷物」へ変わってしまい、しかもそのイメージ通りに生きていくことを受け入れてしまったんです。

花木　セルフイメージの変化は私も少なからず感じていました。久田さんほどのギャップはなかったものの、それでも「バリバリ働くビジネスマン」から「仕事を任せにくい一社員」に成り下がったような感覚でした。ちなみに、久田さんがおっしゃった「イメージ通りに生きていく」とは、具体的にどういう生き方だったのですか？

久田　〝もうすぐ自分は死ぬんだろう〟という前提の生き方ですね。罹患当時（2001年）に調べたインターネット情報では、慢性骨髄性白血病は発覚から3年半〜5年くらいで約半数の方が亡くなっていましたから。

そこで発病直後に「地元の名古屋で死にたい」と希望し、半年後に名古屋オフィスの研修部門に異動しました。しかし、仕事に対する意欲は依然回復しないままです。新しい任務である社員研修もただただスライドを読み上げるばかりで、社員からの質問にもろくに対応できない、俗に言う〝使えない社員〟となっていました。そんな日々が異動後もしばらく続きましたね。

花木　5年生存率がかなり低かったのですね。私の場合は、ステージⅣと告知されたものの、「治療さえやりきれば回復の見込みはある」と言われていましたし、実際に画像上では病巣がなくなりましたので、その点は恵まれていたと思います。でも、久田さんのような状況だったら、私も仕事に身が入らなかったかもしれません。それでも家族を養っていかなければならないし、目の前の仕事もこなしていかなければならない。乗り越えるために意識したことはありましたか？

久田　異動して半年ほど経った頃に6人の新入社員が名古屋に配属され、上司から「彼らの面倒を見てやれ」と言われた瞬間にメッセージが浮かんできたんです。

それは「彼らの中に、この時代に私が生きていた証《あかし》を残す」というものでした。彼らが40代、50代になった時に、「そういえば新入社員の時に久田さんに教えてもらった。あの人のおかげで今があるね」と言ってもらいたいと感じたのです。こうして新たな目標と出会い、その達成のために再び全力で生き始めたことで、今の自分がつくられていきました。

花木　新入社員の育成が、久田さんにとっての新たな希望になったわけですね。そんな時期を経て、今ではキャンサーロストを乗り越えられたと感じますか？

久田　何年もかけて準備していた夢が奪われてしまった喪失感は、想像を絶するつらさでした。でも、社内でそれに代わる夢にまた出会えたということは幸運でした。私が副社長を目指していたのも、自分の組織を持って、やりたいことを実現したかったからです。でも仮に出世できていたとしたら、やりたいことだけでなく、やりたくないことにも注力しなければならなかったでしょう。

そういう意味では、私は小さいながらも自分の城を持ち、「後進に伝え、成長を促す」という自分のやりたいことに邁進できました。出世コースを駆け抜ける後輩にはジェラシーを感じたこともありましたが……。

花木　同じ組織の中だと情報も入ってきやすいので、嫌でもうらやましさを感じてしまうんですよね。「新しい夢に出会えたんだから、もうそっちの夢はいいや」とは簡単に割り切れません。

久田　心残りがあるとすれば、罹患してからの20年近くに及ぶサラリーマン人生で、何度か目指していたルートに近いところに戻れるかもしれないチャンスがあったのに、そのオファーをことごとく断ってしまったことです。

振り返ってみれば、「がんになったから出世コースが閉ざされた」というのは、自分の思い込みでしかありません。健康面でのハンデはあったでしょうが、罹患後も新たな夢を見つけてからは、罹患前と同じくらい、それこそ土日も返上して働いていましたから。〝オファーを受けても、十分やれていたんじゃないか〟と思うことは今でもあります。

花木　新たな夢を見つけても、葛藤を抱え続けたサラリーマン生活だったんですね。

久田　私にはキャンサーロストなんて本当はなかったのかもしれません。夢を追う機会はがんによってではなく、自ら捨ててしまったわけですから。強《し》いて挙げれば、セーフティーゾーンから一歩踏み出す勇気が持てなくなったことでしょうか。元の目標に戻るチャンスがありながら、気づいた時には年齢を重ねてしまっていたことが、私にとってのキャンサーロストだったのかもしれません。

欠勤が続いた私に「契約満了通知」——引きこもりから脱するまでの2年間

●中島香織さん（コンサル会社で広報関連業務担当／罹患当時49歳／乳がん）

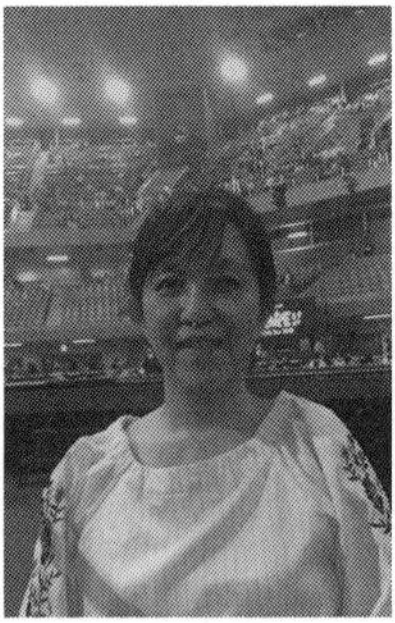

花木　がんの情報サイトで私をインタビューしてくださったのが、中島さんとの最初の出会いでした。

中島　すでにコロナ禍だったのでオンラインでのインタビューでしたね。今回は私がインタビューを受ける側ですが、よろしくお願いします。

花木　こちらこそ。まずは罹患前に抱いていた将来の理想をお聞かせください。

中島　罹患した49歳当時、私はある食品メーカーのマーケティング部で働く派遣社員でした。外資系企業だったので、新商品が出るたび日本語名称の登録商標の手配やパッケージのデザインなどを、国内外の関連部署と調整して固めていくという、やりがいのある仕事でした。

花木　充実した環境の中でがんの告知を受けたのですね。

中島　キャリアを積み重ねていくうえでも実に不幸なタイミングでした。その年に、会社の方針として派遣社員の雇用をやめ、現在の派遣社員を6月から正規雇用に切り替えることが決まっていたのです。正規雇用の安定感は魅力的でしたし、〝これまでの貢献が認められて正社員になれるのなら〟と希望が膨らんでいたことは間違いありません。

心配なのはその年の初めに乳がんと診断され、術前抗がん剤治療を受けていたことでした。私の契約期間は半年ごとで、正規雇用される直前の4月末日が最後の派遣契約更新のタイミングでした。

花木　勤務先には病気のことをどのように伝えていたのですか。

中島　診断後、上長や同じチームのメンバーには今後の治療方針を説明していましたが、いざ術前抗がん剤治療が始まると、倦怠感などの副作用や、脱毛などのアピアランス（風貌）の問題から欠勤せざるを得ない日々が続きました。休むたびに、「チームのみんなに申し訳ない」と感じていましたね。それでも上長は、「分担して業務はカバーするから、治療を優先してほしい。この先のことは心配しなくて大丈夫」と応援してくれていたので、その言葉を信じていました。

ところが、派遣会社から「契約は4月末日で満了とし、更新はしない」というメールが届いたのです。どうやら上長も知らないところで、派遣先の人事部が「更新しない」と派遣会社に伝えていたようなのです。もうすぐ正規雇用されそうだという希望の中での罹患、それどころか一方的な契約の打ち切りに、非正規社員の無力さを感じました。

花木　キャンサーロストの中でも、「失職」というのは大きな喪失体験で、少なくない罹患者が経験されています。収入が途絶えるという現実的な問題もさることながら、気持ちの切り替えも難しいですよね。

中島　気持ちの整理には約2年かかりました。派遣期間満了からしばらくは、家と病院との往復だけの生活を過ごすほかなく、社会から爪弾きにされたような気持ちでした。しかも、私と同じ派遣社員だった方々は今頃正社員としてバリバリ働いていると思うと悔しくて……。「私ががんにかかったところで、会社組織は何事もなかったように回っていくんだな」と自暴自棄になっていました。

花木　比べても仕方ないことだと理解していても、順風満帆に歩んでいる健常者の方と自分を比較してしまいますよね。私もよくそう感じて落ち込んでいました。

中島　その後も浮かんでくるのは、元勤務先のことばかり。契約満了の判断を私の上長に打診することなく、直接派遣会社へ通達されたことがずっと引っかかっていました。満了通知が届いたことを上長に伝えた際、「そんな話は聞いていない。確認するので待ってください」と人事部へ掛け合ってくださっていたようです。最終的には、「自分の力不足で申し訳ない。今は治療に専念してほしい」とのお言葉を受けました。治療と並行しての仕事の継続は、もちろん私自身も簡単ではないと理解していたものの、それが私の納得いく形ではなく、一方的に決められてしまったことが何より悔しかったですね。

しかも、私は派遣会社の社会保険に加入していたのに、派遣会社の担当者からは「傷病手当制度」や「高額療養費制度」などの説明が、離職時に一切ありませんでした。退職間際に同じ病気の方が書いているブログを見て、私はそれらの社会保障を知ったのです。あやうく制度を活用する機会を失うところでした。こうした出来事を自分の中で消化できなかったこともあり、約2年間は職を探すこともなく、家に引きこもっているような日々を過ごしていました。

花木　なかなか納得ができないと、次に進むこともできませんよね。家に引きこもっている時期も苦しかったのでは？

中島　気分的にも抑うつ状態となってしまい、これは精神的によくないと思って、同じ悩みを抱える方と交流できる場を探すようになりました。自宅から比較的近い場所で乳がんの患者会が開催されているのを見つけて、勇気を出して参加してみることにしたのです。「患者会ってどういう場だろう。みんなに受け入れてもらえるのかな」と不安を抱えながら会場に足を踏み入れたのですが、本当に温かく迎え入れてくださり、〝もっと早く行動していればよかった〟と。そんな空気感に安堵したのか、最初の自己紹介のときに感極まって泣いてしまいました。罹患後からずっと孤独でした。病気の悩みや治療のつらさを話せる相手がいないうえに、一方的に離職を迫られ、出口の見えないトンネルの中にいるような状態だったんですね。

花木　私も経験がありますが、勤務先でも、病院でも、家でも話せないことってあるんですよね。近い関係だからこそ心配をかけたくないので、適度な距離感の第三者に聞いてもらえる場があると安心できたりします。

中島　なかなか社会復帰できない時期が続いていましたが、〝何かやらなきゃ、仕事しなきゃ〟という気持ちは心のどこかにずっとありました。離職して丸2年にさしかかった頃には、その気持ちがどんどん強くなって〝あとは行動あるのみ〟という状態でした。

そんな時期に会った学生時代の同級生との会話が、私を後押ししてくれました。普段は物腰柔らかな男性なのですが、このときは私の話をひと通り聞いてくれた後、「でも、ずっとそうやっていつまでも引きこもっているわけにはいかないでしょ」と活を入れてくれたんです。他の方に言われたら「そんなの言われなくても分かってるよ！」と反発しかねないところでしたが、なぜかこのときは自然とその言葉を受け入れることができました。信頼のおける同級生があえて私のために背中を押してくれたからだと思います。

こうして本格的に仕事を探すようになり、友人からの情報提供などもあって、がんの情報サイトを運営する会社にアルバイトとして働き始めることとなったのです。

花木　私も罹患後は周囲から腫れ物扱いされている感覚がありましたが、そんな中でもあえて私のために踏み込んでくれた方のひと言は印象に残っていますね。体調が気になって新しい行動を起こせない自分に、ある友人が「がんにかかると、それって本当にできないの？」と言ってくれ、目が覚めました。人を傷つけるような発言はしない友人からのひと言ってありがたいな、と。「がんチャレンジャー」の設立はそこからスタートしたんです。

中島さんの話に戻りますが、新しい職場ではどのような業務からスタートしたのですか？

中島　最初は、ホームページの作成です。その後はサイトに掲載するインタビュー記事を書いたり、セミナーや患者会の情報を紹介したりといった、がん罹患経験者に向けた発信が中心になりました。セミナー運営は、毎週1回のペースで開催されるので、それなりの体力が必要です。それを任されるようになったことで、罹患前の自分に戻れたような自信がつきました。

再就職でマイナスとなりかねない罹患経験が、仕事をするうえで存分に活かせる経験になるとは、引きこもっていた時期には想像もしませんでした。だからこそ「これからは私のようながん罹患経験者に、必要な

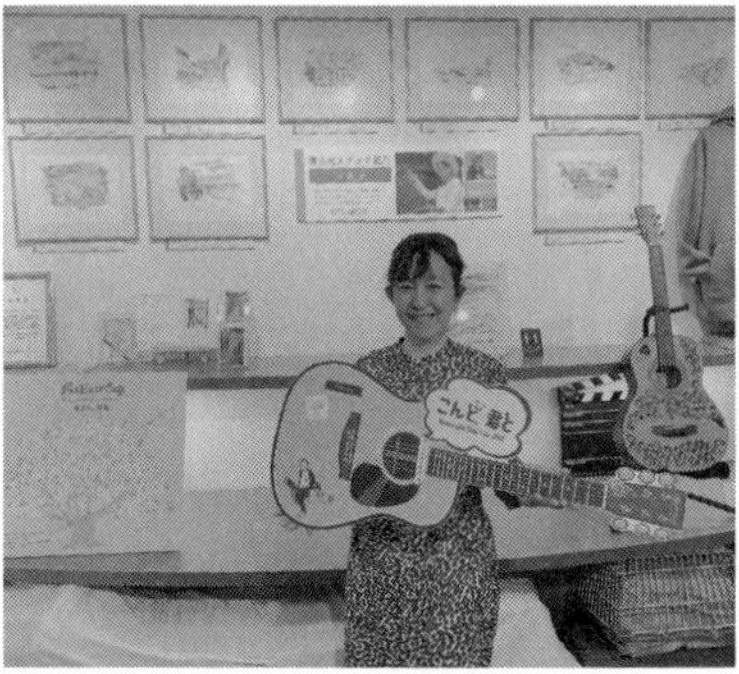

治療中、曲に励まされた小田和正さんのファンが集うカフェにて

情報を届けるんだ」という使命感を持って仕事に邁進できました。そして入社して約1年後、アルバイトから正社員の雇用に切り替わりました。

花木　ついに正社員になることができたんですね。長い時間はかかったかもしれませんが、今の中島さんはキャンサーロストを乗り越えられたと感じますか？

中島　契約を打ち切られたときのことは100％納得できていませんが、一度は奪われた正社員の道が異なる場所で開けたことで、キャンサーロストは乗り越えたのかもしれません。2年間のブランクも、そのときの自分には必要な時間だったと思っています。その経験が新しい職場での業務にも活かせたのですから。

今は5年間勤めたその会社を卒業し、新たなステップに踏み出していますが、この転職でも以前の経験が役に立ちました。以前の離職期間は「就職活動をやっても、病気のこともあるし、長い間何もやっていなかった人材を雇用してくれる企業なんてあるんだろうか……」と、どんどん弱気になっていました。あの頃の悶々と悩んで行動できなかった経験こそが、私にとってのキャンサーロストだったかもしれません。

マイホームを断念した喪失感は今も忘れられない

●渡邊康治さん（総合商社勤務／罹患当時30歳／滑膜肉腫）

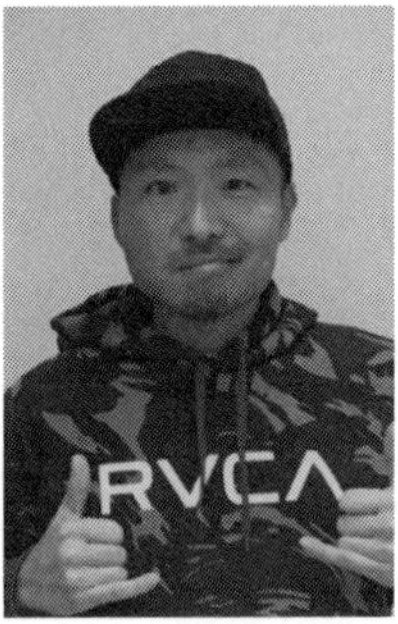

花木　渡邊さんとは、2019年にNPO法人「がんノート」が主催したYouTube番組に私がゲスト出演した際に知り合いました。

渡邊　懐かしいですね。私は新潟在住なのですが、あの日は配信予定の告知を見て、家族で車を飛ばして収録を見学に行ったんです。そのご縁から番組にもゲストで出させていただいたり、がん罹患経験者として体験を発表する場にも呼ばれたりするようになりました。

花木　私が立ち上げた「がんチャレンジャー」のサポートもしてくださって、本当にありがとうございます。さて、まずはがん罹患前のことからお聞かせください。

渡邊　将来の理想というほど大袈裟なものではありませんが、小さくてもいいのでマイホームを建てて、奥さんと子どもと暮らしていけたらいいなぁ、とは思っていました。7年ほど前（2016年）、結婚と第一子の誕生という人生の大イベントがあって〝さあ、これから！〟というときに、「滑膜肉腫《かつまくにくしゅ》」という希少がんの診断を受けたのです。

でも、このときの治療は頑張れたんです。〝家族そろってマイホームで暮らすためにも、しっかり治さないと！〟と、約1年間のつらい治療も耐え抜いて仕事にも復帰できました。

ところがその翌年、肺への転移が発覚しました。人生の再スタートという気持ちで仕事にも復帰してマイホームの計画も進めていたのに、さらに手術と抗がん剤治療を受けることになり、すべてがリセットとなってしまいました。

花木　初発からわずか1年の間だったんですね。

渡邊　肺への転移は初発よりはるかにショックでした。5年生存率は50％から30〜40％に下がり、主治医の先生から「今のあなたの状況は私の経験上、生き残っている人のほうが少ないです。これから残りの人生をどう生きるか考えましょう」と告げられたときは、本当に気持ちが落ち込みました。

そんな状況ですから仕事はまた休むことになりますし、私の実家があった土地に建てようとしていたマイホームも断念せざるを得ませんでした。実は初発のがんが判明したとき、ローンを借りられるかどうか心配だったのですが、がん罹患者でも比較的借りやすいローンを組めていたんです。〝お金も工面できたから実現しそうだ〟と喜んでいたのですが、さすがに転移後の治療費を考えると、もう借金はできません。

不幸中の幸いは転移発覚が着工前だったことでした。加えて大工さんや設計士さんが知り合いだったので、建設計画を白紙にすることによる出費は発生しなくて済みましたが、念願のマイホームは目前で叶わぬものとなりました。

5年後に生きている可能性が50％もないうえに、がん罹患者だったので団体信用生命保険にも入れない状況でしたから、もし自分が返済中に死んでもローンはそのまま残ってしまう。そんなリスクを家族に負わせることはとてもできません。

花木 もしも私が渡邊さんと同じような状況だったら、自暴自棄になっていたかもしれません。家族にも申し訳ない気持ちが募るでしょうしね。気持ちの切り替えも難しかったのではないですか？

渡邊 転移後の治療中も治療後も、抜け殻のような状態でした。体に対する不安ばかりでなく、思い描いていた生活も失ってしまい、これから何に向かって頑張っていけばいいのか見えない状態でした。家族も楽しみにしていたのに、一家の大黒柱として子ども部屋も作ってやれない自分が情けなかったです。

マイホームを諦めたときに、別のキャンサーロストも発生しました。奥さんとは結婚前から、「子どもは2人くらい欲しいね」と話していたのですが、抗がん剤治療を受けたことで、妊孕性に自信が持てなくなったのです。仮に妊娠に至ったとしても、何か障害を持って生まれてきてしまうのではないかという不安も募るようになって……。

時間が経てば少しは落ち着くかと思いましたが、やはりダメでした。ちょうど同級生たちが、相次いで自宅を構え始めたり、子どもに恵まれたりするタイミングだったのですが、「新築の家に遊びに来いよ」とか、「お前のとこは、2人目どうなの？」なんて言われるたび、口には出さないものの〝あー、普通に幸せを手に入れている奴はいいよなぁ〟と僻《ひが》んでいる自分がいました。私が一方的に卑屈になってしまい、関係性が悪くなったこともあります。〝自分も健康だったら、こんな感情を抱かなくてよかったのに……〟と思うこともしばしばでした。

花木　周囲のおめでたい話題を聞くのがつらかったという気持ちは私もよく分かります。

そうした気持ちとはどう向き合ったのでしょうか。

渡邊　マイホームを建てていた場合のデメリットを無理やり想像することで、〝やっぱり建てなくてよかったんだ〟と思い込む努力をしていました。隣の人と折り合いが悪くなっても、持ち家だと簡単に引っ越せないじゃないですか。それによく調べてみると、家を建てようとしていた土地は年々地価が下がっていたので、〝資産価値も下がっていただろうから、建てなくて良かったんだ〟といった具合です。

何ともひねくれた思考回路なんですが、当時はそうでも思わないと平常心を保てなかったのかもしれません。こうした考え方を意識的に行い、無理やりだとしても自分を納得させることで救われた部分は確かです。もっともそれから数年経つと、同級生

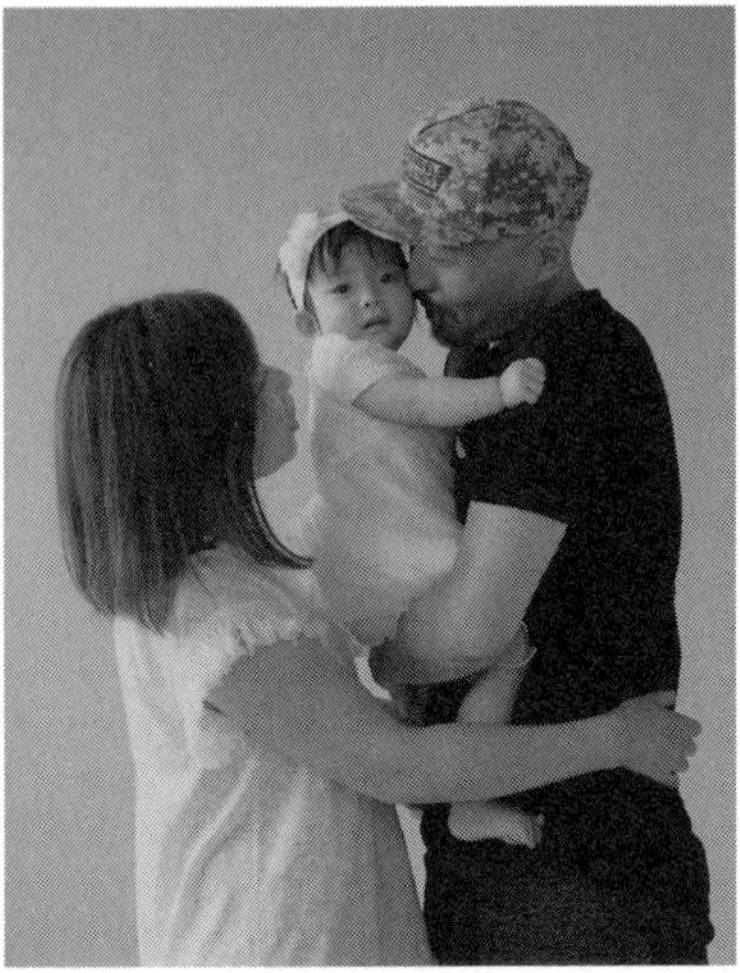
妻子に寄り添う渡邊さん

たちの「家を建てた」という話題も少なくなってきましたけれど。

花木　〝そうでも思わないと〟という考え方には、渡邊さんがご家族と一緒に生きていくことを一番大切にするという信念を感じました。私も「がんに罹患したからこそ、こうした活動ができているんだ」みたいな感じで、必死にがん罹患を肯定しようとしていた時期がありましたから。最後になりますが、キャンサーロストを今では乗り越えられたと感じますか？

渡邊　初発からすでに6年以上、肺転移からも5年が過ぎて、だいぶ落ち着いてきました。今の賃貸住宅は生活するにも妻の実家に行くのにも便利ですし、家族も楽しくやっているので、それはそれで良かったのかなと。

でも、第二子のことは消化しきれていません。最近、小学生になった長女が近所の年下の子の面倒をよく見てるんです。そんな姿を目の当たりにすると、〝もし妹や弟がいたら、いいお姉ちゃんになったんだろうなぁ〟なんて想像してしまいます。もちろん、「子どもが一人いるだけで十分幸せでしょう」と言われればその通りかもしれません。今ある幸せに目を向けることが大切なのは、頭では分かっているんです。

でも、がんによって予期せぬ形で生じる喪失感って、理屈だけで割り切れるものじゃないとも感じます。自分がつらいだけならまだしも、家族にも喪失感を与えさせてしまったかもしれないと思うと、申し訳ない気持ちになってしまうんですよね。周囲から「まだウジウジしてるの？」なんて言われることもありますが、そんな簡単に失ったものを忘れることなんてできません。いつか心から笑って話せる日が来ればいいですけど、それはまだ先のことかもしれませんね。

第6章
「キャンサーロスト」を乗り越えるには

「健康＋〇〇」を同時に失った私たち

ここからはキャンサーロストを乗り越えていくために、罹患経験者がどう向き合っていけばよいか、そのヒントを「がんチャレンジャーの代表」という立場から考えてみたいと思います。

がん医療の世界は日進月歩といわれます。治療成績が目まぐるしく向上し、新薬などの登場により選択肢も広がってきています。その恩恵により、たとえがんに罹患したとしても、また元の生活に戻れる確率は高まっています。

しかし、仮に病気が一旦なくなったり治療が終わったりしたとしても、それによってすぐに気持ちが晴れ晴れとするかといえば、決してそうではありません。今後の再発・転移の不安はもちろん、収入のこと、家族との生活、治療により中断したキャリアなど、さまざまな不安が押し寄せてきます。健常者であってもこのような悩みは少なからず抱えているのですから、さらに身体的なハンデが加われば、悩みは一層、深刻なものになってきます。

そこにキャンサーロストの壁が立ちはだかります。キャンサーロストというと、ともすると、何か一つのことだけをイメージされるかもしれません。出産、結婚、進学、就職・転職、昇進、目標など、その人が描いていた理想の将来像が奪われる——そんなイメージかもしれません。

しかし、実際のところは「一つだけ」ではありません。キャンサーロストは「健康＋○○」の喪失なのです。罹患によって健康を毀損《きそん》し、そのうえで「さらに何か」を失っているのです。前章にご登場いただいた罹患経験者の方々のように、「＋○○」が複数になることもあります。ですから、たとえ一旦病巣が消滅したとしても、すぐに気持ちを切り替えて罹患前と同じように、とはいかないのです。副作用や後遺症により、目指していたことを諦めなければならないケースもあるでしょうし、いくら自分がやれると思っても、周囲から「待った」がかかることもあります。

しかし、こうした状況は周囲からはなかなか理解されにくいものです。しかも、罹患経験者の側も声をあげにくいところがあります。最低限の生活を営むために身体的な配慮を求めることはできるかもしれません。でも「＋○○」の部分は、本人のわがまま、または贅沢な希望と取られかねません。

「病気が治っただけでもいいじゃないか」

「君だけ特別扱いするわけにはいかないから」

そう言われてしまうこともあるのです。実際に健康に不安を抱え、周囲にも心配をかけてしまっている以上、さらに声をあげることをためらう罹患経験者は少なくありません。

手にしているものより、失ったものが大きく見える

「がんチャレンジャー」では、GSP（がんチャレンジャー・サポート・プログラム）という、がん罹患経験者が新たな一歩を踏み出すためのプログラム（全6回）を提供しています。

初回のプログラムでは、自身の現状に向き合ってもらうため、「キャンサーロスト」と「キャンサーギフト」のそれぞれを書き出してもらっています。第1章でも触れたように、「キャンサーギフト」とは〝がんからの贈り物〟という意味で、がんになったことによって、新たな気付きを得たり、新たな出会いがあったり、感謝する出来事が起きたりすることを指す和製英語で、がん罹患者同士の中では比較的よく知られている言葉です。つまりGS

Pでは、がん罹患を機に「失ったもの」と「手に入れたもの（もしくは、手にしていると気付かされたもの）」にまず目を向けるわけです。

では、「失ったもの」と「手に入れたもの」は、どちらの存在がより大きく感じるでしょうか？

人には、報酬の喜びよりも損失の悲しみを大きく評価する心理的傾向があると言われています。それは、場合によっては2倍以上も大きく感じるそうです。これは行動経済学の用語で「損失回避バイアス」と呼ばれ、人はとかく「失ったもの」に対しての印象（後悔）を強く持ちがちなのです。がん罹患に当てはめると、やはり「キャンサーギフト」よりも「キャンサーロスト」のインパクトが強いということになるでしょう。

私の場合は、キャンサーロストのショックが強すぎたため、キャンサーギフトを無理にでも見つけてバランスを取らなければやっていられないような状態になりました。しかし、無理やり見つけ出した「ギフト」をありがたいと感じることは難しいものです。罹患から1～2年は、キャンサーロストときちんと向き合うこともできませんでしたし、キャンサーギフトに対して本当の意味での感謝などはできませんでした。それは致し方ないのかもしれません。これまで描いてきた将来像が音を立てて崩れ去っていくわけで、その事実は簡単に受け入れられるものではないからです。

無理に明るく振る舞っている罹患経験者

キャンサーロストの扱いにくさとして、健康とは別の失ったもの（挫折）が、周囲には「贅沢」と見られがちな点があります。

転職、出産、昇進、目標のように、健常者が普通に追い求めていることをがん罹患経験者が求めた途端に、「普通の生活に戻れただけで十分じゃないか」「そんなに欲張っては、また体を壊してしまうよ」と言われかねないのです。そして、何度かそういうことを言われていると、徐々に本音を言いにくくなってしまいます。

「生きているだけで感謝です」

「普通の生活に戻れたので、これ以上求めてはバチが当たります」

そう明るく言わざるを得ない空気感にのまれていくのです。

もちろん、本心からそう思っている方は素晴らしいと思います。でも、周囲に何か言われないように、あるいは心配をかけないようにという理由でそういった言葉を選んでいるとしたら、その罹患経験者はとても苦しい状態ではないでしょうか。健常者はもちろん、がん罹患経験者だって、自己実現を目指せる社会であってほしい。無理をしすぎてはいけないでしょうが、自分ができる範囲で、自分の責任の中で、望んでいた人生にチャレンジできる世の中であってほしいものです。

いつになったら本当の意味で乗り越えられるのか

現実としては、やはり望むような人生はなかなか手に入るものではありません。キャンサーロストしたものは、取り返せないケースが多々あるでしょう。

それでも諦めずにチャレンジして、努力の末に手に入れる方もいれば、どこかで心の折り合いをつけて諦めるという決断を下す方もいます。〝どちらが正しいか〟ということではありません。いずれの方法も、なんとかキャンサーロストを乗り越えようとするための行動、決断なのです。

前者であれば、一度失ったと思ったものを再び手に入れたわけですから、実際に「乗り

「キャンサーロスト」を乗り越えられたと思いますか？

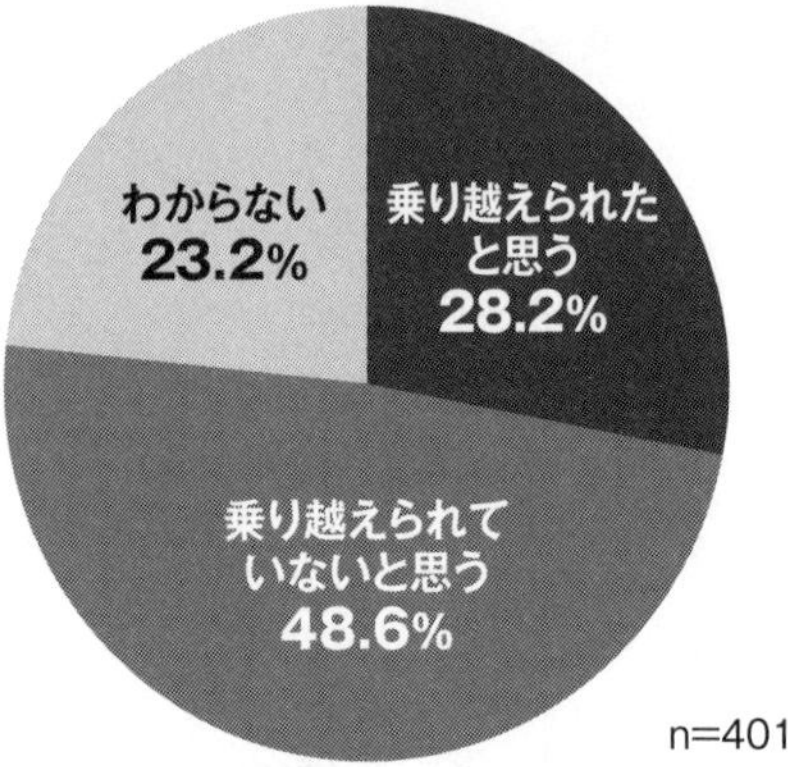

※キャンサーロストが「あった」と答えた方の回答のみ抽出
出典：「キャンサーロスト」に関するアンケート（「がんチャレンジャー」調査、2022年）

越えた」と言えるでしょうし、充実感もあると思います。しかし、後者を選ぶケースも少なくないでしょう。ただ後者の場合は、折り合いをつけて「乗り越えた」と思っても、また何かの拍子にそのことが頭をよぎるかもしれません。

例えば、仲の良い知人が、「子どもが生まれました」と年賀状を送ってきたり、「昇進したよ」と近況報告をしてきたりして、自分の失ったものを手に入れたと知らされたときは、心がザワザワしたりするものです。そして、こう思うのです。〝自分はいつになったら、この喪失による悲しみを本当の意味で乗り越えられるのだろう〟と。

第1章で少し触れた「『キャンサーロスト』に関するアンケート」結果によると、「現在、キャンサーロストを乗り越えられたと思いますか?」という質問に対して、「乗り越えられていないと思う」と答えた方が48・6%、「わからない」と答えた方が23・2%という結果でした。7割以上の方が、「乗り越えた」という実感を持てていないのです。すでに罹患から5年以上経過した方が回答者の30・2%を占める中での数ですから、いかにキャンサーロストを乗り越えることが難しいかが分かります。

一般的なプロセスはあるが、その通りに行くとは限らない

ドイツの哲学者であるアルフォンス・デーケン氏は、著書『よく生き よく笑い よき死と出会う』(新潮社)の中で、「悲嘆からの立ち直り」を12のプロセスに分けています。

『「悲嘆のプロセス」の十二段階』

①精神的打撃と麻痺状態

②否認

③パニック
④怒りと不当感
⑤敵意《ルサンチマン》とうらみ
⑥罪意識
⑦空想形成、幻想
⑧孤独感と抑鬱
⑨精神的混乱とアパシー（無関心）
⑩あきらめ――受容
⑪新しい希望――ユーモアと笑いの再発見
⑫立ち直りの段階――新しいアイデンティティの誕生

デーケン氏が提示する12の段階は、主に「大切な人との突然の死別」を前提としていますが、キャンサーロストのような「突然の喪失」にもあてはめることができるでしょう。

デーケン氏は前掲書でこう続けます。

〈悲嘆を経験する人のすべてが、これらの十二段階を通過するわけではありません。また、必ずしもここに挙げた順序通りに進行するとも限りません。時には複数の段階が重なって現れたりするということを、覚えておいてください〉

少しずつ喪失を受け入れていき、最終的には立ち直っていくように見受けられますが、必ずしもこの順序通りに立ち直っていけるわけではなく、また、一旦立ち直ったと思っても、何かのきっかけでまた前のプロセスに戻ってしまうこともあるというのです。そもそも立ち直りのプロセスまでたどり着けないことだってあるかもしれません。

しかし、周囲の人々にはそのような状況が目には見えないため、「あれからかなりの時間が経ったのだし、本人は明るく振る舞っているように見えるから立ち直ったのだろう」と思われてしまうこともあるかもしれません。喪失感を抱いている人の心は、明確に段階を踏むこともあれば、そうでないことも多々あります。複雑かつ、極めて個人差があるのです。

罹患経験がトラウマになる

ようやく3年前の治療の苦しさなどを忘れかけていた2021年1月。私は、小さいながらもがんの局所再発を指摘されました。

再発リスクが高いとされる2年が経過し、そろそろ安全圏に入ってきたかな――そう思っていた矢先でしたので、大きなショックを覚えました。と同時に、初発のときのショックも思い出しました。

青天の霹靂《へきれき》といいますか、やはり何もないと思っていたところに、いきなりがんという重い病気を突きつけられるのは精神的にキツいものです。そして、そうした経験を重ねていくと、つい考えるようになります。

「結局またいつか再発してしまうんじゃないか」

「せっかく取り戻してきたこの生活も、また失うことになるのか」

そのときの精神的ショックが以後も頭にこびりつき、なかなか思い切った行動が取れなくなってしまいます。

このような状態ではいくら前を向こうとしても、「また同じような経験をしたくない」という意識から、目標や望みを持つことをセーブしてしまいがちです。望んだものが手に入らなかったらショックも大きいですからね。それを先回りして和らげるために、初めから望みを持たないようにしたり、目標を低めに設定したりする。こうして心の防衛に入るのです。

一方で、心的外傷後成長（Posttraumatic Growth。以下、ＰＴＧ）という概念もあります。トラウマティックな出来事、すなわち心的外傷をもたらすような非常につらく苦しい出来事をきっかけとする心の成長をさす言葉で、「キャンサーギフト」に近いといえるかもしれません。ただし、これを手にするには注意すべき点もあるように思います。人によってはＰＴＧを得られるケースもあるでしょうが、いつそのような状態が訪れるかについては個人差があります。ですから、罹患者本人としても焦らずに取り組んでいく必要があるということです。

公益財団法人がん研究会有明病院の腫瘍精神科部長である清水研先生は、著書『もしも一年後、この世にいないとしたら。』（文響社）で、ＰＴＧについてこう触れています。

〈ただ、患者さんご本人は「成長した」という感覚はあまりないようですし、「成長しよう」と思われる方もまずいらっしゃいません。

私が「だいぶ考え方が変わられましたね？」などと申し上げても、「日々悩みながら病気と向き合っているだけです」とおっしゃる方がほとんどです。心的外傷後成長は、その人があるがままに病気と向き合うプロセスの中で、自然に生じるものなのです。

ですので、病気になって今まさに悩んでおられる方々には、「悲しみを経て成長しなければならない」とは決して思わないようにしていただきたいと思います。無理に前向きになろうとすることは、傷ついた自分をさらに鞭打つようなもので、決してご本人のためにならないと思います〉

私自身もがん罹患後に少々無理をして前を向こうとしてしまったため、かえって深い葛藤に苦しんだ時期がありました。

私たちがん罹患経験者は、つらそうな顔をすると、周囲が過剰に心配してしまったり、逆に「だからがん罹患経験者は……」と白い目で見られるんじゃないかと不安になったりするので、つい表向きは気丈に振る舞ってしまいがちです。また、メディアに出てくるがん罹患経験者の中には同じ病気を抱える人々を勇気づけたいという思いから、前向きな発信をされている方も多くいます。ただしそういう目に見える部分だけをとらえて、「多くのがん罹患経験者は、時が経てばポジティブになっていくものだ」と考えるのは早計です。

第5章で紹介したがん罹患経験者の中には普段はYouTubeなどで発信されている方もいますが、その一方で、同じ方が人知れず喪失感や不安を抱え続けていることもお分かりいただけたと思います。いつもポジティブな健常者がいないように、いつもポジティブながん罹患経験者もいないのです。

ですから、時にポジティブでなくても、少しくらいつらそうな顔をしていても、〝ああ、誰だってそういう日もあるよね〟くらいに思っていただけると、がん罹患経験者としてはもう少し生きやすくなるように思います。

キャンサーギフトがなくたっていい

がん罹患経験者の周囲で「キャンサーギフト」という言葉が広がっていくことに伴い、キャンサーギフトが「あったか、なかったか」ではなく、むしろ「あって当然」という空気を感じることがあります。何かにつけて「あなたにとってのキャンサーギフトを教えてください」と訊かれているような。

一方で、一部の罹患経験者がこの言葉をあまり肯定的に思っていない話も耳にしました。「がんになって良かったことなんて、一つもない」――と。

私は、どちらの意見も間違っていないと思います。キャンサーギフトといえるものに気づいた方もいれば、がんによって奪われたものの大きさによっては「キャンサーギフトなんて、一つもない」という方もいらっしゃいます。

それでいいんじゃないでしょうか。キャンサーギフトは、あくまでも本人のとらえ方です。無理に押し付けられるものではないですし、手にしなければいけないものでもありません。私がこの本を書いた理由の一つにも、キャンサーギフトという言葉に苦しめられている人たちの存在がありました。

「ギフトうんぬんの前に、私たちはこんなにも失っているんです。まずはそんな状況（キャンサーロスト）にも目を向けてください」という心境でしょうか。

ですから、この本を読んでくださっているがん罹患経験者の方々は、どうか無理にキャンサーギフトを作り出そうとしないでほしいのです。もちろん、がんになったからこそ得られたものは、あるに越したことはないでしょう。でも、決して空気感に合わせて無理に見つけ出す必要はないように思うのです。

それでも、周囲からキャンサーギフトを押し付けられたらどうしましょうか。そのときは、さらりとかわしてしまいましょう。

「あなたにとってキャンサーギフトは何ですか？」と訊かれたら、「いろいろあったので、今は気持ちの整理をしているところです」とでも答えておけば良いでしょう。取り繕って答える必要もありませんし、ましてや無理にひねり出す必要はないと思います。

私にしてみれば、さまざまな困難の中、皆さんが生き続けていらっしゃるだけでもすごいことだと思います。そのうえで〝さらにポジティブになれ〟というのは単なる押し付けです。ネガティブな気持ちよりもポジティブな気持ちになりたいと思っているのは、誰よりも罹患経験者である私たちです。しかし、それが分かっていてもなかなかできないからつらいのです。そのような状況で、無理にキャンサーギフトを手にしようとする必要は全くありません。

それでもやはり、キャンサーロストにばかり意識を向けて生きていくのは苦しいものです。だから、できることならこの経験から得られたもの＝キャンサーギフトにも目を向けたいのですが、経験上感じるのは、意識的に得ようと思ってもなかなか難しいということです。どちらかというと、頭で考えるよりも、〝気づいたらふと得ていた〟という感覚のほうが自然です。

私の場合も、罹患によって従来のキャリアが閉ざされてしまったことを十分に消化しないままに、「これは新しいキャリアの第一歩なんだ！」と強がってみたものの、なかなか腑に落ちない感覚がありました。頭で理解しようとしても、無意識下ではどうしてもキャンサーロストのほうに意識が行ってしまう状態でした。今思えば、それは当然のことだといえるでしょう。

無理に克服するものでもない

キャンサーギフトを無理に手に入れる必要がないのと同様に、がん罹患経験も無理に克服しようとする必要はありません。自分の力だけで克服できるものではありませんし、そもそも何をもって克服した、乗り越えたと言えるのかも人それぞれだからです。

再発や転移の不安がある以上、私たちはがん罹患経験から完全に離れることはできないものです。であれば、頭から排除しようとするのではなく、その経験を受け入れ、上手に共存していくほうが、気持ち的に楽に生きていけるような気がします。

以前、あるインタビューを受けたときのことです。

「花木さんはどのようにしてこの病気を乗り越えたのでしょうか?」と質問されたので、こう答えました。

「いいえ、今も乗り越えられたとは思っていませんし、この先も完全に克服できたと言える状態は訪れないと思います。常にこの経験のことは頭にありますし。でも、不安を抱えながらも少しずつ活動していければと思っています」と。

罹患経験者の方々には、「悶々とした気持ちを抱いているのは自分だけではない」ということをご理解いただけたでしょうか。そのような状況において、皆さんはきっと罹患前よりも強くなっていると思います。なかなか周囲から認めてもらうことは難しいかもしれません。そんなときは、ぜひご自身のことを認めてあげてください。がんに罹患し、健康は失われ、さらにはキャンサーロストを経験し、それでも必死に生きてきたあなた自身のことを――。

「乗り越えた」人たちは何を拠り所としたのか

それでもなお、「なんとか少しでも現状を打破したい」と考える方のために、前出の『キャンサーロスト』に関するアンケート」結果の中の、キャンサーロストを「乗り越えられたと思う」と答えた方々（キャンサーロストがあったと答えた方のうち、28・2％）の乗り越えられた理由を踏まえて、そのヒントを探っていきましょう。

アンケートで答えていただいた「乗り越えられた理由」は、いくつかに分類ができます。何度か書いてきたように、キャンサーロストは罹患経験者によって千差万別ですから、どのアプローチが参考になるかは人それぞれです。しかし、〝どの方法も参考になり得る〟とは言えるでしょう。

まずは「気持ちの切り替え」「自信などの回復」については、以下のような声がありました。

〈残された時間を大切にすることで、何かにしがみつく生き方をやめ、経験を生かして生きることに決めました〉

〈乳ガンによって、生まれて与えられた胸は失ったけれど、新しい胸と出会えていままでと同じようにお気に入りの洋服を着た自分の姿を見て、誰も私が両側乳ガン両側再建だと思わないよね。そう自信が持てた瞬間〉

〈抗がん剤治療を乗り越えた自分を褒めて精神面を上げています〉

これまでの考え方や生き方にこだわるのではなく、今の自分のできることにフォーカスしていくことで、乗り越えていこうとする姿勢が伝わってくる回答です。

切り替えをせずに克服していった方々もいました。そのひとつが「受け入れる」という方法です。

〈ガンで、治療や通院、体調不良で休むことが多いため致し方ない、仕事が続けられるだけありがたいと自分自身で納得するようにしている〉

〈乗り越えたのではなく共に在るという感じ。特にきっかけはないが、日にち薬で出来ない自分をありのまま受け止められるようになった。副作用に体が慣れてきたこともある〉

似たようなニュアンスですが、「時間が解決してくれた」という回答も多く見られます。

〈時間が経ち、かつ幸いなことに体調が良い状態が続いていることで自分の中の「がん」という存在が小さくなるにつれ、気にならなくなったことが大きいと思います。自分の気持ちに余裕が出てくると、喪失感を感じさせる原因についても少しずつ理解できる部分があるように思えるようになりました〉

焦らないこと、あるいは諦めることもまた克服のうえでは大切なのでしょう。

「周囲の助け」を挙げた方もいらっしゃいます。

〈父母や家族が文句も愚痴も言わずひたすら優しく支えてくれました〉

〈がん体験者の話を聴いたり、交流する中で「ひとりじゃない」と思い、生きる力をもらったから〉

〈家族に、「どんな状況でも生きていてほしい」といわれ、存在意義を感じた〉

このほかにも、「周囲の人々に助けられた」という方の回答は多く寄せられました。ただ、その接し方については難しい面もあり、逆にキャンサーロストを増幅させてしまうことも実際にあります。そこで最終章では「周囲の方々は罹患経験者にどう接したらよいのか」について触れていきます。

真野俊樹教授の解説コラム

「性別」「年齢」とキャンサーロスト　罹患者アンケートの分析

第6章では花木さんが代表を務める「がんチャレンジャー」が実施したアンケートをもとに、罹患経験者の皆さんがどう「キャンサーロスト」に向き合ったかが紹介されました。まさに「がんチャレンジャー」でなければできない調査で、今後の対策を考えるうえでも貴重なデータといえるでしょう。回答の内容については花木さんが本文で触れていますので、私は性別や年齢といった「回答者の属性」から分析してみます。

アンケートの回答者（507名）は女性457名、男性50名と差がありますが、「キャンサーロストを感じた人」は女性が79％で、男性が80％です。また「キャンサーギフトを感じた人」は男女ともに66％と同じでした。

そして「キャンサーロストもキャンサーギフトも感じた人」は全体の50％。花木さんもそうだったように、「罹患したことを前向きに受け止められる時」と「喪失感でつらくなる時」が入り交じっている様子が読み取れます。

興味深いのは「キャンサーロストを乗り越えられた人」の回答では、女性の28％に対して男性32％と、いくらか差が見られたことです。乳がんや子宮がんなど女性特有のがんがあることに加え、がん治療には妊孕性が関係するケースもあることが理由として考えられそうです。非正規就労の割合が高い女性のほうが「仕事を辞めざるを得なくなった」という悩みが多いのかもしれません。

続いて「罹患時の年齢」を見ていきます。

30代以下で罹患した人の89％が「キャンサーロストを感じた」と答えているのに対し、40代以上で罹患した人は77％です。逆に「キャンサーギフトを感じた」のは30代以下で63％、40代以上では67％でした。「キャンサーロストを乗り越えられた」と感じる人の違いはさらに大きく、40代以上の40％に対して30代以下はわずか17％にとど

性別

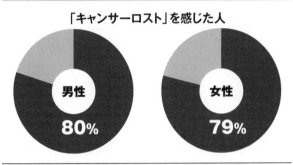

「キャンサーロスト」を感じた人

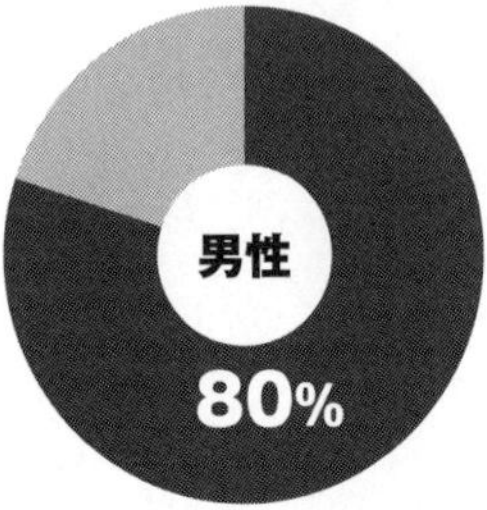

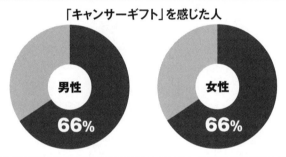

「キャンサーギフト」を感じた人

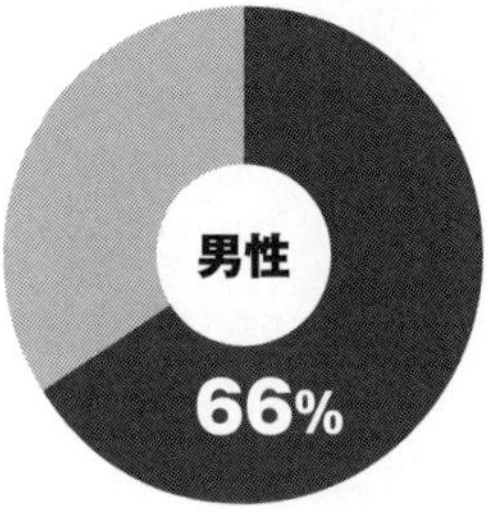

「キャンサーロスト」を乗り越えられた人

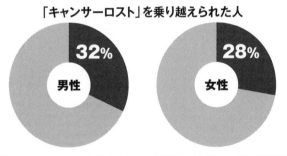

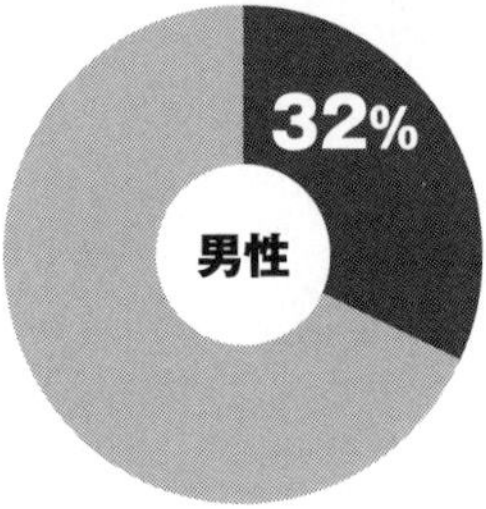

出典：「キャンサーロスト」に関するアンケート（「がんチャレンジャー」調査、2022年）

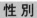

まっています。

がん罹患のリスクは年齢が上がるほど高まります。裏を返せば、若い時期での罹患では〝なんで自分が……〟というショックや、〝これからやりたいことがたくさんあるのに〟という喪失感を感じやすいのでしょう。38歳で罹患した花木さんもそうした感情を覚えていました。ちなみに、30代以下で「キャンサーロストを乗り越えられた」と答えたのは男性が37・5%、女性が14・5%と大きな差があります。前述したように、ここには妊娠や出産への影響が関係していると推測されます。

キャンサーロストを軽減するためには、罹患経験者の性別や年齢など、置かれた環境を考慮した対応を考えていく必要がありそうです。

年代別

「キャンサーロスト」を感じた人

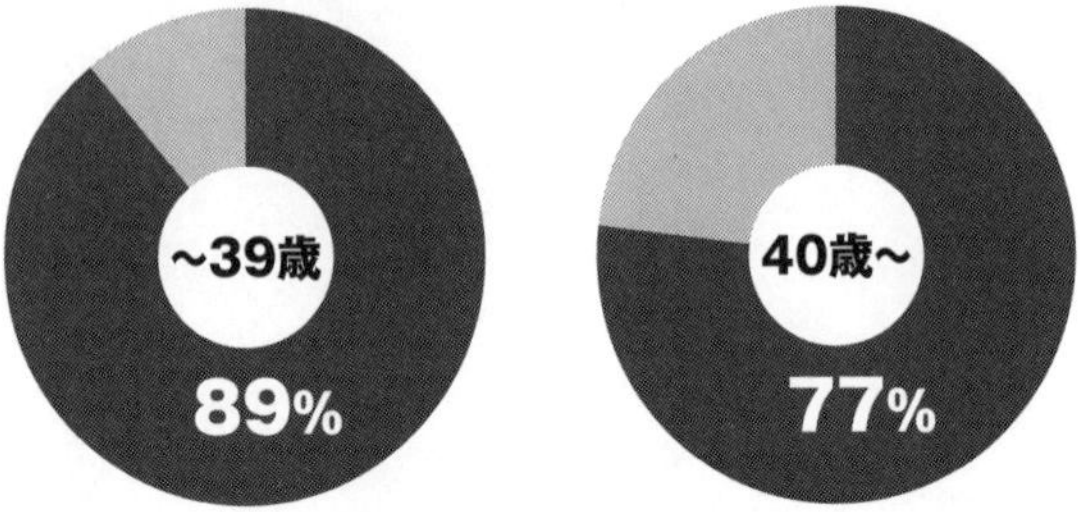

「キャンサーギフト」を感じた人

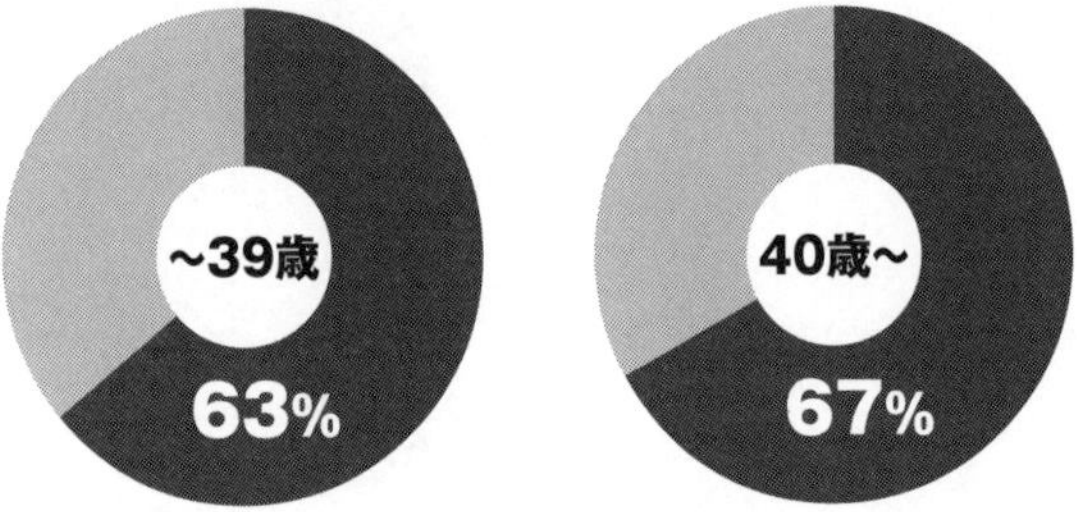

「キャンサーロスト」を乗り越えられた人

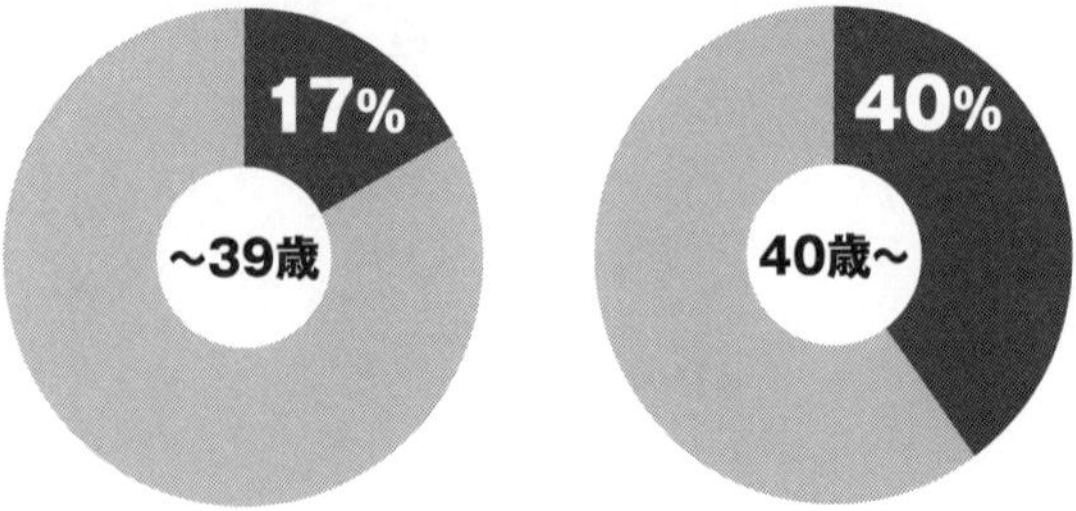

出典：「キャンサーロスト」に関するアンケート（「がんチャレンジャー」調査、2022年）

第7章

周囲に分かってほしい「キャンサーロスト」

「命が助かるなら、あとはどうだっていいじゃない」

がんは、今や日本において、「生涯で2人に1人がかかる」と言われるほどの国民病であり、たとえ自分自身がかからなかったとしても、周囲の方が罹患することは極めて高い確率で起こってきますし、すでに家族や親しい友人にがん罹患経験者がいる人も多いはずです。

ところが、罹患経験者に対してどのようなかかわりをしていけばよいかを考えたことがある人は、私の実感としては少ないように思います。だからこそ、「がんチャレンジャー」にも「どうやってかかわったらいいのだろうか？」「このかかわり方は正しかったのだろうか？」という相談が来るのでしょう。

まずは「がんチャレンジャー」に相談を寄せてくださった方々とお話しする中で、皆さん（自身は罹患していないが、家族や同僚に罹患者がいる）ががん罹患経験者に抱くイメージについて紹介していきます。

そのイメージ通りの場合もありますが、一方的な思い込みや先入観ということも多いように思います。

100人のがん罹患者には、100通りの症状があり、悩みがあります。それなのに「がんサバイバーは、こんな感じなんですよね」と一括りにしてしまうと、個々のがん罹患経験者を苦しめることにも繋がりかねません。


例えば、「がん罹患経験者は、命が助かることこそが、最大の願いだと考えている」という思い込みがあるようです。がんの程度にもよりますが、確かに罹患によって生命の危機をヒシヒシと感じているがん罹患経験者は少なくないでしょう。実際、私もそうでした。

しかし、だからといって「命さえ助かれば、あとはどうだっていい」と考えている罹患者ばかりではないのです。これまでに情熱を傾けてきた目標、家族のこと、目の前の仕事についてなど、たとえ自分の命に危うさを感じていようとも、大切に考えていること、大切に考えなくてはいけないことを抱えて生きている方がたくさんいます。

実際、治療を後回しにしてでも仕事をやりきろうとするビジネスパーソンもいますし、自身の命の危険を承知のうえで出産に挑む女性もいます。

周囲の方々としては〝それでもやはり自分の命を大切にしてほしい〟と思うでしょうし、何をするにも「命あっての物種」であることは言うまでもありません。

しかし、それを理解しつつもなお、命と同じくらい大切にしているものを抱えているがん罹患経験者の気持ちを否定しないでほしいのです。

「命があれば、あとはどうだっていいじゃない」といった言葉は、時としてがん罹患経験者の価値観や存在意義を揺るがしかねません。「どうだって」という部分に、命をかけて取り組んでいる方々の気持ちをまずは尊重していただきたいのです。

「元気そうだから、もう立ち直ったんだろう」

治療中や副作用に悩まされている時期は、人と顔を合わせるのもしんどい状況であることが多いので、例えば職場復帰して活動している状態は、比較するとそれほど悪い状態ではないのかもしれません。

そのため、「元気そうに見えるから、もう立ち直ったんだろう」と思われがちです。

でも、その姿が心身の状態を反映しているとは言い切れません。心身ともに万全ではなくても、これ以上休むわけにもいかずに無理を押して出社したのかもしれません。相手に心配をかけさせまいと、笑顔をつくっているということも考えられます。

罹患経験者同士の集まりでも、皆さん基本的に元気そうに見えるものの、よくよく聞くと〝今日はたまたま抗がん剤の影響が少ないだけで、明日はどうなるか分からない〟という方や、〝前日まで気持ちが強く落ち込んでいたが、今日の集まりを楽しみにしていたので、なんとかこの日だけは参加したいと思ってやってきた〟という方もいました。

つまり、「表面上のことだけですべてを判断するのはちょっと待ってほしい」ということなのです。

がんという病気の特性上、たとえ一旦病巣が消滅したとしても、再発・転移という不安がつきまといます。その不安は体のことだけではなく、ようやく取り戻し始めた日常をまた奪われるかもしれないという社会的な不安でもあるのです。

もちろん、あまりに深読みしすぎて逆に何も声をかけることができなくなるのはどうかと思いますが、できれば一人ひとりのがん罹患経験者には、そういった背景が隠れている可能性があるということを知っておいていただけたら嬉しいです。

「落ち込んでいたら励ましてあげよう」

ようやく病状が落ち着いたと思ったのに、再発が見つかってしまった……もし周囲にそんな罹患経験者がいたら、あなたはどのようにかかわりますか。

「何か気の利いたことを言わないと……」

「どうやって励まそうか……」

「何かお見舞いをしたほうがいいかな……」

このような気持ちを抱いてくださることは、がん罹患経験者にとって嬉しいことではあります。本当に心配してくれているのですから。

ただし気をつけていただきたいのは、すべての罹患経験者が「励ましてほしい」と思っているわけではないということです。そっとしておいてほしいと思うこともあれば、一緒に泣いてほしいと思うこともあります。それぞれケースバイケースなのです。

にもかかわらず、どんなときも、誰に対しても励まさなければと思っていると、その気持ちがかえって相手を苦しめることにもなりかねません。

「つらいと思うけど頑張って！」

「弱気になったら負けだぞ！」

などと言われてしまうと、〝落ち込んでいる自分が悪いのかな〟と捉えてしまいかねません。よかれと思って励ましてくれていることは十分理解しているつもりです。それでも厚意として受け止められない可能性があります。

私にもこんなことがありました。がん宣告を受けてから数日後、ショックを抱えつつも治療に向けて自分の気持ちを奮い立たせようと、ＳＮＳで自分の病気を公表しました。多くの方が驚き、心配してくれました。そしてたくさんのコメントが届きました。

「何かあったらいつでも連絡してください」

「陰ながら応援しています」

そんな適度な距離感のコメントが嬉しかった記憶があります。

一方で、こんなコメントもありました。

「逆境を乗り越え、キャンサーギフトを手に入れてください！」

もちろんこの方に悪気はないでしょうし、過去に同じようにがん罹患した身近な方が、キャンサーギフトを手に入れたのかもしれません。

ただ、そのときの私は、目の前の治療に取り組む気持ちだけで精一杯でした。〝この人は今の俺の何が分かるのだろう〟と暗い気持ちになったことを覚えています。

落ち込んでいたり、気力が落ちていたりするがん罹患経験者をなんとか勇気づけたいという思いはとてもありがたいです。でも、がん罹患経験者はこれ以上できないというほど、日々精一杯、自分を支えています。

ですから、そんな罹患経験者を応援することはあっても、〝さらに〟〝もっと〟〝今以上に〟と言うのは相手を追い詰めることになりかねません。また、そのような励ましが続けば、ちょっとした弱音すら吐けなくなってしまいます。いきなり励ますのではなく、まずは〝相手は今、何を望んでいるのだろう〟というところからスタートしてもらえたら、がん罹患経験者側としては気持ちが楽になるような気がします。


「なったことがないから、気持ちなど分かりようがない」

誤解というよりも思い込みといったほうがいいかもしれませんが、これもよく聞く言葉です。確かに、私自身も罹患前はがんにかかった方の気持ちなど全く理解していませんでした。

これはある意味当然です。分かりようがないんです。

たとえがん罹患経験者同士だとしても、がんの種類やステージが違えば、治療期間はもちろん、気持ちや考え方も異なります。究極的には、人は一人ひとり違うわけですから、病気の有無にかかわらず、相手のことを完全に理解することなどできないのです。

だからこそ、「罹患経験がないから、気持ちは分からない」ではなく、「分からなくて当たり前。だけど、少しでも分かろうとしたい」という考え方が大切だと思います。

そんな気持ちで接してくださる方であれば、がん罹患経験者にとっては、相手に罹患経験があろうとなかろうと全く関係ありません。逆に、たとえ罹患経験者同士であっても、「私がこう思うなら、相手もきっと同じだろう」という安易な先入観で接しようとすれば、それが相手にとって不快なかかわりになってしまう可能性は十分にあるのです。

ステレオタイプな見方はなくならない？

ここまで読んでいただき、がん罹患経験者に対するイメージが少し変化してくださったら嬉しく思います。

しかし残念ながら、がん罹患経験者に対するステレオタイプな見方は、まだまだ簡単には日本社会からなくならないと思います。

「がん罹患経験者は、普通の人と同じようには生活できない」

「なんだかんだ言っても、もう死が近いのではないか」

「何かを失ってしまったとしても、それは仕方ないと本人たちも思っているに違いない」

そんなふうに考えてしまいがちではないでしょうか。

ちなみに、第1章や第6章で紹介した「『キャンサーロスト』に関するアンケート」結果によると、「周囲の方に、自身のキャンサーロストにまつわることについて、理解を得られなかったり、心無い言葉をかけられたりしたことはありましたか？」という質問に対して、38・1％の方が「あった」と答えています（「なかった」は34・5％、「わからない」は

27・4%)。

かく言う私も罹患する前はそのようなステレオタイプな見方をしていた一人なので、周囲の方の先入観自体は決して否定はしません。ただ、そうした先入観のままかかわるのではなく、できればがん罹患経験者一人ひとりが違った個性を持ち、病気に負けないよう精一杯生きているということも知っておいてほしいのです。「がんチャレンジャー」でも、そのようながん罹患経験者の声を集めて、世の中に発信しています。

がんは個別性の高い病気です。部位によって副作用や後遺症、制限なども異なりますし、ステージによって予後も変わります。それぞれの考え方や性格によって、病気への受け止め方もさまざまです。ある方の症状や状況が、別の方に同じように当てはまるものではないのです。

このような事実をまずはご理解いただいたうえで、目の前のがん罹患経験者の方が何を考え、何を望んでいるのか、少しでもいいので耳を傾けていただけたら嬉しいです。

真野俊樹教授の解説コラム

「病気を抱える人も働ける社会」で社会保障の持続可能性を高める

第3章や第7章では、花木さんが復職後の職場環境や対人関係の変化について戸惑った経験を振り返っています。

さて、皆さんは花木さんが働く会社にどのような印象を抱いたでしょうか？〝闘病から戻ってきた社員に冷たい〟と感じた人も、〝ウチの会社ではもっと厳しい環境に置かれそうだ〟と心配する人もいるのではないでしょうか。

産業医として多くの企業を見てきた立場から言いますと、花木さんの勤務先は「標準的、むしろ配慮がなされている会社」だと思います。

少子高齢化の進行に伴って数々の社会構造上の問題が予測されていますが、その一つが生産年齢人口（15〜64歳人口）の減少です。２０２０年の生産年齢人口は全人口の60％（７５０９万人）ですが、２０４０年には54％（５９７８万人）、そして２０６０年には52％（４７９３万人）となります。働き手が少なくなれば当然、税金や保険料の収入が減少し、健康保険や年金保険、介護保険といった社会保障は極めて脆弱《ぜいじゃく》になり、現行制度のままでは存続さえ危うくなっていくでしょう。

　そうした中で労働力の確保は、企業のみならず社会的な課題とな

高齢化率の上昇とともに生産年齢人口は減少

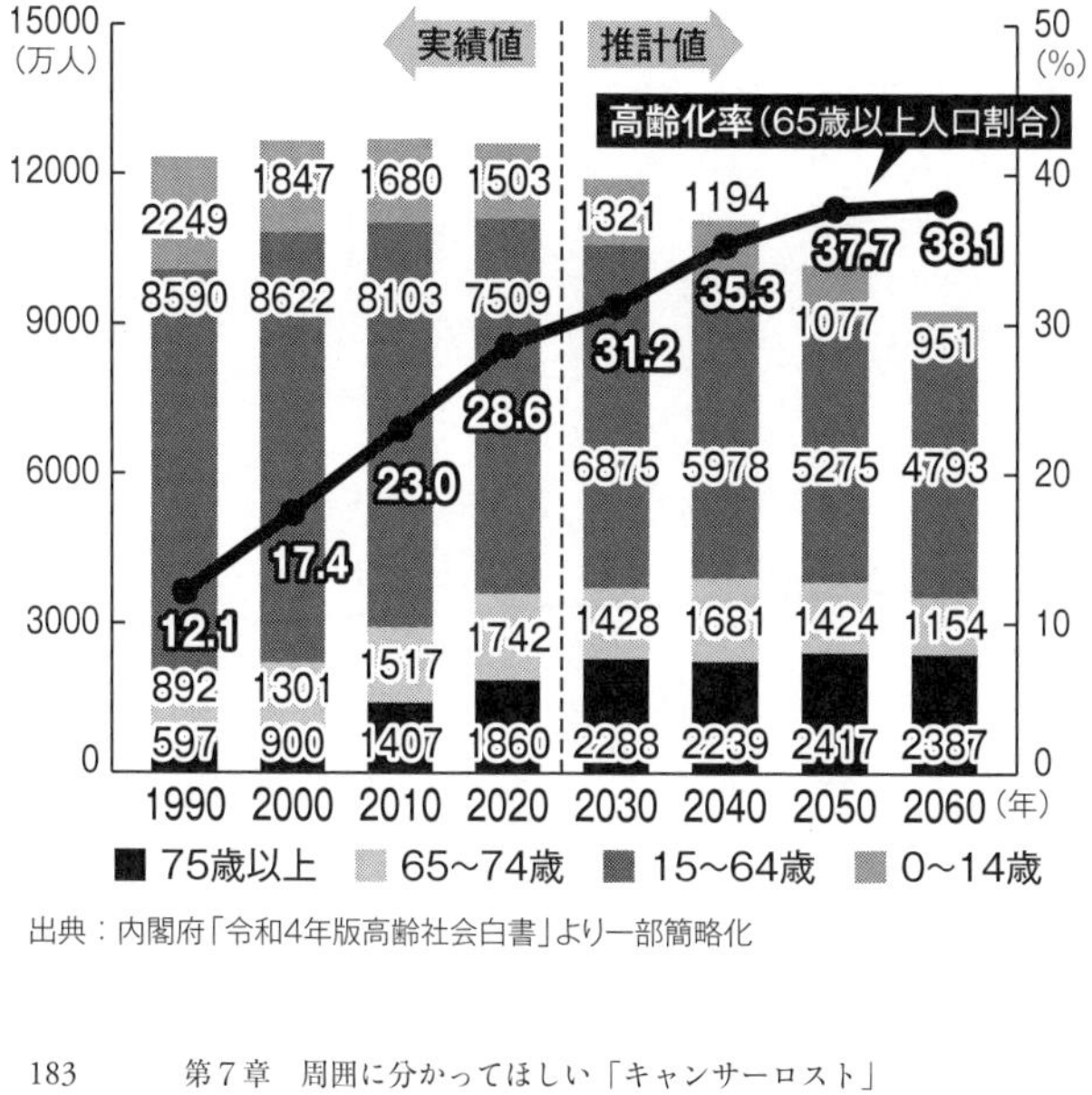

出典：内閣府「令和4年版高齢社会白書」より一部簡略化

ってくるわけですが、その対策の一つとして「病気を抱えている人の雇用」が考えられます。本書の第5章に登場した中島さんのように、仕事を続けることを望みながら離職を余儀なくされた方もいます。そうした方々を企業の貴重な戦力として雇用し続ける環境を整えることが望まれます。

この対策は、「病気を抱える現役世代」の就労を促進するだけではありません。労働力確保のためには高齢者層の就労（定年延長や再就職・再雇用）が鍵になってきますが、年齢を重ねれば何らかの病気を抱える割合は高くなります。つまり「闘病中・通院中の従業員の雇用環境整備」は、〝体調に不安があるので働くことに躊躇がある〟という高齢者の受け皿にもなるのです。

少し話が大きくなってしまいますが、「病気を持っている人も働けるような社会づくり」とは、単なる「社会的弱者への配慮」にとどまらず、日本の社会保障制度を維持するためにも重要な意味を持っているといえるでしょう。

最初に書いたように、花木さんが勤めている会社は客観的に見ればかなり〝頑張っている〟と思います。それでも花木さんの体験からは、罹患経験者本人と会社の間で考え方に溝があったり、従業員同士のやり取りにもいくらかの齟齬《そご》を感じたりしました。そのあたりは制度の問題というより、互いの理解を高めるためのコミュニケーションによって解決していくことになるでしょう。

社会も企業も、人々の「ダイバーシティ（多様性）」を受け入れることが求められる時代です。年齢や性別を問わず「病気を抱えながら働きたい」という人々を活用する取り組みが求められます。

あとがき

最後まで本書をお読みいただき、誠にありがとうございました。

いろいろと具体的に振り返ってきましたが、私が「キャンサーロスト」をテーマに活動を始めたきっかけは、紛れもなく自身の治療後に感じた喪失体験でした。

失職したわけでもなければ、家族が離れていったわけでもない。病巣だって、一旦は治療で取り除かれた。罹患前に比べて多少の不自由はあるものの、ある程度恵まれた状況に置かれていたそんな私でさえ、なかなか喪失体験を乗り越えることができないでいる。それであれば、他の罹患経験者の方も同様の、もしくはそれ以上の喪失体験を抱えながら生活しているのではないか――そう思ったのです。

そうした表面上見えにくい治療後のキャンサーロストについて、多くの方に知っていただけたらという一心で、「がんチャレンジャー」の活動の一環としてスタートしました。

もちろん、がんと宣告されれば、まずは治療内容やそれに対する副作用、さらには5年生存率などが関心事としては優先になりがちですし、治療さえうまくいけば、その先にはまた明るい未来が待っていると思われるかもしれません。

しかし、治療の終わりは新たな葛藤の始まりに過ぎないかもしれず、しかも周囲に伝えづらく、個々で抱えがちな問題であるということを多くの方に知っていただきたいという思いから、啓発活動を続けています。

「国民病」などと大ざっぱにまとめられる一方で、がんは個別性が高い病気ですし、社会的な背景も個々によってさまざまなので、誰にも当てはまる解決策は残念ながら見出すことはできないでしょう。だからこそ個々に応じた最適解を、罹患経験者本人のみならず、周囲の方も一緒に模索していける――そんな世の中になっていくと嬉しく思います。

人知れずキャンサーロストに苦しんでいるがん罹患経験者の方や、その周囲の方にとって、本書が何らかのお役に立てればこれに勝る喜びはありません。

本書は、一般社団法人がんチャレンジャーのアドバイザーであり、本書の監修も務めてくださっている真野俊樹先生のご尽力なくしては、決して世に出ることはありませんでした。真野先生には心より感謝をするとともに、今後も未熟な私をサポートいただけたら幸いです。

また、第5章に登場した関直行さん、さくらさん、砂川未夏さん、久田邦博さん、中島香織さん、渡邊康治さんには、なかなか表に出しづらい感情の部分までお話しいただき、こうして書籍にまとめることにもご快諾いただきました。皆様のご協力や応援があってこそ、長い執筆活動を乗り越えることができました。

そして、治療と仕事の両立支援のみならず、一般社団法人「がんチャレンジャー」の設立・運営を認めてくれた勤務先の懐の深さにも、私自身大いに救われました。

最後に、家族、親族をはじめ、がん罹患前から現在に至るまで、支えてくださっているすべての皆様に、「有り難う」の言葉を述べさせていただきます。

令和5年7月　　花木　裕介

【参考文献】

・『がん統計』（国立がん研究センターがん対策情報センター、令和元年発行）
・『喪失学「ロス後」をどう生きるか？』（坂口幸弘著、光文社新書）
・『よく生き よく笑い よき死と出会う』（アルフォンス・デーケン著、新潮社刊）
・『死ぬ瞬間』（エリザベス・キューブラー・ロス著、中公文庫刊）
・『もしも一年後、この世にいないとしたら。』（清水研著、文響社刊）
・『青臭さのすすめ』（花木裕介著、はるかぜ書房刊）

花木裕介［はなき・ゆうすけ］

1979年、広島県生まれ。ヘルスケア関連会社勤務の2017年12月（38歳）にステージⅣの中咽頭がん告知を受け、標準治療（抗がん剤、放射線）を開始。翌年8月に病巣が画像上消滅し、9月から復職した。フルタイム勤務の傍ら、がん罹患経験者の人生の再挑戦を後押しするために一般社団法人「がんチャレンジャー」を設立。「がん対策推進企業アクション」（厚生労働省の委託事業）の認定講師、千葉県がん対策審議会専門委員としても活動している。

監修・解説／真野俊樹［まの・としき］

1961年、愛知県生まれ。名古屋大学医学部卒。医師、医学博士、経済学博士、総合内科専門医、MBA。臨床医、大和総研主任研究員などを経て、現在は中央大学ビジネススクール教授、多摩大学大学院特任教授など。『日本の医療、くらべてみたら10勝5敗3分けで世界一』（講談社＋α新書）、『新たな医療危機を超えて コロナ後の未来を医学×経済の視点で考える』（日本評論社）など著作多数。「がんチャレンジャー」のアドバイザーを務める。

下のQRコードから、がん罹患者にかかわる方必携の

『「寄り添い方」ハンドブック』

をダウンロードできます

著者が代表を務める一般社団法人「がんチャレンジャー」が発行する冊子。「どのように罹患経験者と接すればいいのか」について、多くのケーススタディを踏まえてアドバイスしています。

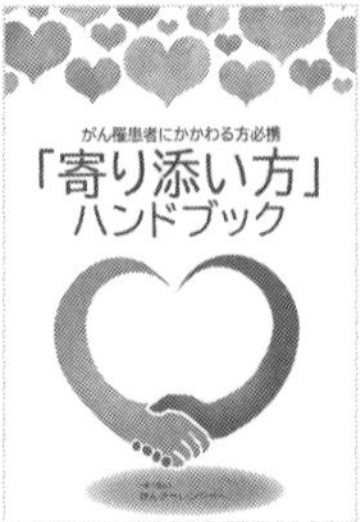

キャンサーロスト
「がん罹患後」をどう生きるか

二〇二三年　八月六日　初版第一刷発行

著者　花木裕介
発行人　三井直也
発行所　株式会社小学館
〒一〇一－八〇〇一　東京都千代田区一ツ橋二ノ三ノ一
電話　編集：〇三－三二三〇－五九八二
販売：〇三－五二八一－三五五五

印刷・製本　中央精版印刷株式会社

Printed in Japan ISBN978-4-09-825456-9

編集：鈴木亮介